华西医学大系

解读"华西现象"

讲述华西故事

展示华西成果

华西专家谈肥胖症

HUAXI ZHUANJIA TAN FEIPANG ZHENG

主编 印义琼 文 曰

四川科学技术出版社

·成都·

图书在版编目（CIP）数据

华西专家谈肥胖症 / 印义琼，文曰主编. —— 成都：
四川科学技术出版社，2022.8（2023.11重印）
ISBN 978-7-5727-0655-4

Ⅰ.①华… Ⅱ.①印…②文… Ⅲ.①肥胖病—防治
Ⅳ.①R589.2

中国版本图书馆CIP数据核字(2022)第152834号

华西专家谈肥胖症

主　编　印义琼　文　曰

出 品 人　程佳月
策划组稿　杜　宇
责任编辑　李　栎
封面设计　象上设计
版式设计　大　路
责任校对　杨　录
责任出版　欧晓春
出版发行　四川科学技术出版社
地　　址　四川省成都市锦江区三色路238号新华之星A座
　　　　　传真：028-86361756　邮政编码：610023
成品尺寸　156mm×236mm
印　　张　10　字　数　200 千
印　　刷　四川机投印务有限公司
版　　次　2022年8月第1版
印　　次　2023年11月第3次印刷
定　　价　48.00元
ISBN 978-7-5727-0655-4

本书编委会

主　编

　　印义琼　文　曰

副主编

　　张贵祥　廖　婧

编　委（排名不分先后）

　　刘　婷　文艺儒　田　亮　陈彦君

　　邱　强　张　蓉　李　操　陈　祥

　　张晋瑜　杨建红　赖　黎　秦　易

　　许勤宸　陈妍冰　黄　丽　田　敏

　　尹清莲　张　娟　蒲　琳　马艳玲

　　罗　曦　向珍颖　刘春娟　买武岚

　　舒　茂　王雅旋　赵鑫嫘

《华西医学大系》总序

由四川大学华西临床医学院/华西医院（简称"华西"）与新华文轩出版传媒股份有限公司（简称"新华文轩"）共同策划、精心打造的《华西医学大系》陆续与读者见面了，这是双方强强联合，共同助力健康中国战略、推动文化大繁荣的重要举措。

百年华西，历经120多年的历史与沉淀，华西人在每一个历史时期均辛勤耕耘，全力奉献。改革开放以来，华西励精图治、奋进创新，坚守"关怀、服务"的理念，遵循"厚德精业、求实创新"的院训，为践行中国特色卫生与健康发展道路，全心全意为人民健康服务做出了积极努力和应有贡献，华西也由此成为了全国一流、世界知名的医（学）院。如何继续传承百年华西文化，如何最大化发挥华西优质医疗资源辐射作用？这是处在新时代站位的华西需要积极思考和探索的问题。

新华文轩，作为我国首家"A+H"出版传媒企业、中国出版发行业排头兵，一直都以传承弘扬中华文明、引领产业发展为使命，以坚持导向、服务人民为己任。进入新时代后，新华文轩提出了坚持精准出版、精细出版、精品出版的"三精"出版发展思路，全心全意为推动我国文化发展与繁荣做出了积极努力和应有贡献。如何充分发挥新华文轩的出版和渠道优势，不断满足人民日益增长的美好生活需要？这是新华文轩一直以来积极思考和探索的问题。

基于上述思考，四川大学华西临床医学院/华西医院与新华文轩出版传媒股份有限公司于2018年4月18日共同签署了战略合作协议，启动了《华西医学大系》出版项目并将其作为双方战略合作的重要方面和旗舰项目，共同向承担《华西医学大系》出版工作的四川科学技术出版社授予了"华西医学出版中心"铭牌。

人民健康是民族昌盛和国家富强的重要标志，没有全民健康，就没有全面小康，医疗卫生服务直接关系人民身体健康。医学出版是医药卫生事业发展的重要组成部分，不断总结医学经验，向学界、社会推广医学成果，普及医学知识，对我国医疗水平的整体提高、对国民健康素养的整体提升均具有重要的推动作用。华西与新华文轩作为国内有影响力的大型医学健康机构与大型文化传媒企业，深入贯彻落实健康中国战略、文化强国战略，积极开展跨界合作，联合打造《华西医学大系》，展示了双方共同助力健康中国战略的开阔视野、务实精神和坚定信心。

华西之所以能够成就中国医学界的"华西现象"，既在于党政同心、齐抓共管，又在于华西始终注重临床、教学、科研、管理这四个方面协调发展、齐头并进。教学是基础，科研是动力，医疗是中心，管理是保障，四者有机结合，使华西人才辈出，临床医疗水平不断提高，科研水平不断提升，管理方法不断创新，核心竞争力不断增强。

　　《华西医学大系》将全面系统深入展示华西医院在学术研究、临床诊疗、人才建设、管理创新、科学普及、社会贡献等方面的发展成就；是华西医院长期积累的医学知识产权与保护的重大项目，是华西医院品牌建设、文化建设的重大项目，也是讲好"华西故事"、展示"华西人"风采、弘扬"华西精神"的重大项目。

　　《华西医学大系》主要包括以下子系列：

　　①《学术精品系列》：总结华西医（学）院取得的学术成果，学术影响力强；②《临床实用技术系列》：主要介绍临床各方面的适宜技术、新技术等，针对性、指导性强；③《医学科普系列》：聚焦百姓最关心的、最迫切需要的医学科普知识，以百姓喜闻乐见的方式呈现；④《医院管理创新系列》：展示华西医（学）院管理改革创新的系列成果，体现华西"厚德精业、求实创新"的院训，探索华西医院管理创新成果的产权保护，推广华西优秀的管理理念；⑤《精准医疗扶贫系列》：包括华西特色智力扶贫的相关内容，旨在提高贫困地区基层医院的临床诊疗水平；⑥《名医名家系列》：展示华西人的医学成就、贡献和风采，弘扬华西精神；⑦《百年华西系列》：聚焦百年华西历史，书写百年华西故事。

　　我们将以精益求精的精神和持之以恒的毅力精心打造《华西医学大系》，将华西的医学成果转化为出版成果，向西部、全国乃至海外传播，提升我国医疗资源均衡化水平，造福更多的患者，推动我国全民健康事业向更高的层次迈进。

《华西医学大系》编委会

2018年7月

目 录

第一章　科学认识肥胖

第二章　肥胖对人体有什么危害？

第三章　减重的方式有哪些？

饮食

运动

第五章　肥胖与心理

第六章　肥胖的预防

第七章　去医院治疗肥胖症，你需要做哪些准备？

第八章　肥胖合并其他疾病的管理

第九章　肥胖症的经济成本和减重手术对患者的影响

第十章　青少年肥胖

第一章

科学认识肥胖

1. 什么是肥胖？肥胖是不是一种疾病呢？

人类对肥胖的认识是很早的，早在古代，我国就有过以肥为美、以胖为贵的现象。到了近代社会，由于战争和饥荒，肥胖更被视为富裕、尊贵的一种表现。当时肥胖对健康的危害，并没有得到足够的重视。

体重大就是肥胖吗？这种观点是片面的。在医学上，对于"肥胖症"是有诊断标准的，我们可以说肥胖症患者体重一定较大，但是体重较大者不一定是肥胖症患者。

可能在许多人看来，肥胖只是一种身材状态，会带来不够漂亮的外形，会对社交产生障碍，给生活带来一定的影响。但是从医护人员的角度来看，肥胖症是一种疾病，而且可能会合并或者继发更多的病症。

世界卫生组织将肥胖症与高血压、糖尿病、支气管哮喘等九种常见的疾病，一齐列为十大慢性疾病。肥胖症作为一种慢性疾病，常常合并脂肪肝、血脂异常、糖尿病、高血压、高尿酸血症、睡眠呼吸暂停综合征等疾病，严重威胁着人类的健康。

肥胖症定义及特征

　　肥胖症是指机体脂肪总含量过多和/或局部含量增多及分布异常，是由遗传和环境等多种因素共同作用而导致的慢性代谢性疾病。肥胖症主要有3个特征：脂肪细胞的数量增多、体脂分布的失调以及局部脂肪沉积。

---

2. 人为什么会出现肥胖呢？哪些人更容易肥胖呢？

　　简单地说，肥胖是因为你摄入的能量大于了你消耗的能量，导致多余的能量以脂肪形式进行储存，所以造成了肥胖。与肥胖相关的因素有很多，可能与遗传有关，也可能与饮食习惯、活动习惯等因素有关。

　　（1）遗传因素。在日常的生活中可以发现，肥胖有时具有明显的家族聚集性。而在人体的基因中，已经被证实了一些基因与肥胖显著相关，在这些基因的作用表达下，增加了肥胖的风险。

　　（2）饮食因素。摄入的能量大于消耗的能量，这是肥胖发生的基础。而高能量的食物，比如高糖食物、高脂食物，它们的长期过量摄取，会引发能量过剩，这也是目前导致肥胖的主要原因之一。

　　（3）运动因素。许多肥胖患者，往往运动量也不足，能量的消耗自然也就减少了。同时，随着社会的进步，新兴交通工具替代了原来的步行，机械化替代了人工家务劳动，互联网更是使人在电视或电脑前的静坐时间延长，导致人群的运动量大大减少，机体的能量消耗降低。

　　（4）生活行为因素。吸烟、饮酒、睡眠等，也都与肥胖的发生有关。对于吸烟的人群来说，他们的肥胖率是高于非吸烟人群的。为什么呢？吸烟可以抑制胰腺分泌功能，削弱机体的消化功能，同时烟草中的尼古丁和一氧化碳也可以破坏机体正常的消化系统功能，影响食物的消化。同样，酒精可以抑制机体消化酶的活性，降低脂肪酸的代谢速度，从而导致甘油三酯积聚，引发肥胖，而在饮酒的同时，往往会伴随大量高脂肪、高蛋白食物的摄入，饮酒量越大，摄入的食物越多，越容易肥胖。睡眠时间短也是肥胖发生的危险因素之一，睡眠不足可能会降低瘦素水平，提高生长激素释放肽水平，从而促进食欲，同时睡眠时间短了，更容易产生疲劳感，减少了体力活动，也拥有了更多的进食机会。

（5）药物因素。长时间应用抗精神病药、口服避孕药、糖皮质激素、抗过敏类药物、胰岛素等可影响机体内分泌或能量代谢，可导致肥胖。

（6）疾病因素。能量摄入和消耗的平衡，受神经内分泌系统的调节和控制，当患有皮质醇增多症、多囊卵巢综合征、甲状腺功能减退症、胰岛素瘤、颅咽管瘤等疾病时，相关激素的分泌受影响，正常的平衡被打破，会出现肥胖趋势。

3. 肥胖也会遗传吗？

我们已经知道肥胖有很多的影响因素，包括遗传、饮食、运动、行为、社会、心理等。相较于遗传因素，别的因素更像是外因，容易受到后天环境的影响。那么肥胖真的会遗传吗？

在肥胖人群中，有40%~70%是可以归因于遗传因素的。有科学家做过统计，如果父母均肥胖，子女肥胖的风险将增加3.9倍，如果父母中有一人肥胖，子女肥胖的风险将增加1.7倍。目前已经发现600多种基因对肥胖起着重要的作用，单独来看，它们对肥胖的形成可能作用比较小，当多个基因一齐参与的时候，对肥胖的影响会明显增大。这些基因通过调节摄食行为以及能量平衡，来达到肥胖的"目的"。除了基因的影响，后天环境因素也往往是伴随着基因一齐产生作用的，比如当父母的饮食偏好高能量食物，运动消耗也不足，那么子女肥胖的风险自然也会增加。

所以说，遗传虽然不是一个绝对因素，但是它的重要性是毋庸置疑的。如果你的亲属中已经有肥胖症患者，那么也在提醒着你该注意一下自己是否有肥胖的风险了。

4. 肥胖的人多吗？

多！

自 1975 年至今，全世界范围内肥胖的人数已增长将近 3 倍了。到 2016 年，18 岁以上的人中有 39%（约 19 亿人）超重，13%（约 6.3 亿人）为肥胖，同时还有超过 3.4 亿名儿童和青少年超重或肥胖。世界卫生组织在 2017 年报告中指出，2016 年全球有 13% 的成年人患有肥胖症，每年至少有 280 万人的死亡原因可以归咎为肥胖症。肥胖症已经成为全球共同面临的重大公共卫生危机。

目前我国面对的肥胖形势也非常严峻，《中国居民营养与慢性病状况报告（2015 年）》显示，2012 年全国 18 岁及以上人群超重率为 30.1%，肥胖率为 11.9%，比 2002 年分别上升了 7.3% 和 4.8%；而 6~17 岁儿童和青少年超重率为 9.6%，肥胖率为 6.4%，比 2002 年分别上升了 5.1% 和 4.3%。

5. 肥胖和脂肪有什么关系？

肥胖是指体内脂肪细胞数量的过度增加和脂肪体积的过度增大，并且以体脂的形式来储存人体摄入的过多的能量。根据人体脂肪组织结构和功能的不同，按照形态、生理及组织胚胎学可将脂肪组织分为白色脂肪组织、米色脂肪组织和棕色脂肪组织三大类，肥胖主要和白色脂肪细胞的数量和体积有关。白色脂肪细胞在幼儿期大量增殖，到青春期数量达到巅峰，此后数量一般不再改变，每个成人体内，大约含有 300 亿个白色脂肪细胞。细胞内含有大量富含脂肪的小泡，称为脂质泡，脂质泡内储存的就是甘油三酯，我们所说的脂肪就是甘油三酯的俗称。儿童时期有两个脂肪组织增长的敏感时期，第一个是在 1 岁以内，第二个是在青春期前。1 岁以内脂肪组织的增加开始主要是由于脂肪细胞体积的增加；而在第二个时期，脂肪组织的进一步增长主要是由于脂肪细胞数量的增加，而其体积并没有发生明显的改变。在这两个阶段，肥胖的儿童和青少年的脂肪细胞数量比体形正常的同龄人增长得更多，有些甚至高出一倍。进入成年期后，无论胖瘦，细胞数量都基本稳定不变。减肥只能减小脂肪细胞的体积，不能减少脂肪细胞的数量，也就是说，如果脂肪细胞的数量一旦增多，就没有办法恢复到原来的数量。那么，我们是怎么胖起来的呢？我们每个人每天消耗的能量大致有个固定的量。如果你吃的食物能量比这个量多，身体用不完，就会自动把多余的能量转化成脂肪储存在细胞里，一个脂肪细胞的直径可以增大 20 倍，整个细胞的容积可以增大 1 000 倍，天长日久，外在的表现就是胖，因为脂肪多了。

6. 脂肪主要分布在人体哪些部位？

　　肥胖的相关疾病与人体脂肪的分布有关，不同的人群、个体及性别，其脂肪贮存的方式和部位不同，男性脂肪较多贮存于腹腔内，而女性多贮存于小腹、臀部和大腿。鉴于腹部是人体脂肪较集中分布的部位，腹部脂肪量及其占人体内总脂肪量的比值可以较好地反映人体腹腔内的脂肪分布状况。

　　腹部特别是下腹部的脂肪面积，更能反映人体脂肪分布的特点。一般有两种脂肪分布分类法：

（1）上半身型和下半身型；

（2）内脏型和皮下型。脂肪组织的分布对与肥胖相关的疾病及死亡率有重要的影响，上半身型与内脏型的含义是类似的，脂肪分布以腹部中心型为主，其血压、血糖、血甘油三酯、血胆固醇均升高，易发生高血压、糖尿病、高脂血症和心脏病。

7. 肥胖症有哪些分类？

如何进行肥胖症分类呢？

按发病机制及病因，肥胖症可分为单纯性和继发性两大类。单纯性肥胖症又称原发性肥胖症，占肥胖总人数的 95% 以上，无明显内分泌、代谢病病因可寻；其根据发病年龄和脂肪组织病理又可分为体质性肥胖症（幼年起病性肥胖症）和获得性肥胖症（成年起病性肥胖症）。而继发性肥胖症是指继发于神经—内分泌—代谢紊乱基础上的肥胖症，病因有内分泌疾病、药物、遗传综合征、单基因突变等。

依据脂肪积聚部位，肥胖症可分为向心性肥胖症（腹型肥胖症）和周围性肥胖症（皮下脂肪型肥胖症）。向心性肥胖症以脂肪主要蓄积于腹部为特征，内脏脂肪增加，腰部增粗，呈现"苹果形"肥胖，即上半身胖，下半身不胖，此型肥胖症患者更易患糖尿病等代谢性疾病。周围性肥胖症以脂肪积聚于股部、臀部等处为特征，呈现"梨形"肥胖，即上半身不胖，下半身胖。

8. 什么是单纯性肥胖症？

单纯性肥胖症又称为非病理性肥胖症或原发性肥胖症，是指一类由能量摄入量超过能量消耗量引起机体脂肪蓄积形成的肥胖症，属于多种因素造成的慢性代谢性疾病，也是一种营养障碍性疾病。单纯性肥胖症患者全身脂肪通常分布均匀，无明显的内分泌代谢异常症状，不存在其他一些能引起肥胖的原发性疾病，表现为单纯体重指数（BMI）超标。目前，已知的单纯性肥胖症发病原因有遗传因素、进食过量和缺乏运动。有研究发现，肥胖症是高血压、冠状动脉粥样硬化性心脏病（简称冠心病）、糖尿病、脂肪肝及多种心脑血管疾病的独立危险因素，且会对患者心理造成一定程度的伤害。

9. 什么是继发性肥胖症？

继发性肥胖症是指有明确病因诱发的肥胖，表现为短时间内体内脂肪大量堆积、体重迅速增加，且伴有原发疾病的临床表现。

继发性肥胖症占肥胖症的比例仅为 1%。根据引起肥胖症的不同原因，继发性肥胖症又可分为下丘脑性肥胖症、垂体性肥胖症、甲状腺功能低下性肥胖症、皮质醇增多症导致的肥胖症、性腺功能低下性肥胖症等，分别是由下丘脑、垂体、甲状腺、肾上腺和性腺疾病导致。在判断肥胖症类型时，应综合考虑肥胖者的并发症，如若将单纯性肥胖症判断为继发性肥胖症，则会提高对引起肥胖相关性疾病的警惕性，但若将继发性肥胖症判断为单纯性肥胖症，则会误失治疗的最佳时机，还可能因原来的病情导致更严重的并发症。为了正确判断肥胖症类型，应首先诊明是否为继发性肥胖症，有利于提高诊断的准确率。

10. 什么是向心性肥胖？

向心性肥胖是指脂肪在腹部蓄积过多，表现为躯体肥胖，而四肢却不肥胖，甚至四肢消瘦（满月脸、水牛背、锁骨上脂肪垫）。向心性肥胖是肾上腺皮质功能亢进的特征性体征。

目前公认腰围是衡量腹部脂肪堆积程度最简单、实用的指标：

WHO 建议将男性腰围 ≥ 90 cm、女性腰围 ≥ 80 cm 作为肥胖的标准，但国内有研究显示，女性腰围 ≥ 85 cm 可能更适合作为中国女性肥胖的标准。腰臀比男性 > 0.9、女性 > 0.85 可确定为向心性肥胖。

11. 什么是理想体重？

在现代社会中，一个人的体重理想与否，往往依照社会的价值观而定。每个人对理想体重的标准各有判断，以瘦为美的人认为体重小一点符合自己的理想体重；以胖为美的人呢，则认为体重大一点更符合自己的标准。但是从营养学的角度看，标准的体重才是理想的。营养学中的理想体重，以增长寿命及促进健康为原则，依照个人体形、身高与体重等不同的概念，采用 BMI 为测量方法。

BMI 是体重（kg）与身高（m）的平方的比值，国际上通用 BMI 值来衡量体重状况。BMI < 18.5 kg/m² 为体重过轻，18.5~24.9 kg/m² 为正常，25.0~29.9 kg/m² 为肥胖前期，30.0~34.9 kg/m² 为 I 级肥胖，35.0~39.9 kg/m² 为 II 级肥胖，40.0~59.9 kg/m² 为 III 级肥胖，≥ 60.0 kg/m² 为超级肥胖。

故此，编者认为，理想体重应为健康的体重，体重过轻或过重都有可能增加患某种疾病的风险，理想的体重应满足个体成长阶段的能量需求，而非单纯地以自己认为的"理想体重"为标准，更不能为了达到理想体重而进行不正确的减肥或增重，不良的节食减肥习惯及暴饮暴食非但让人达不到理想体重，甚至会取得相反的效果。

12. 如何判断你是不是肥胖？

（1）以 BMI 判断肥胖情况：临床上采用 BMI 作为判断肥胖的常用简易指标，具体标准见表 1–1。

表 1-1 肥胖的判断标准   单位：kg / m²

肥胖分级	BMI
I 级肥胖	30.0~34.9
II 级肥胖	35.0~39.9
III 级肥胖	40.0~59.9
超级肥胖	≥60.0

（2）以腰围判断向心性肥胖：测量腰围可以区分向心性肥胖和周围性肥胖。男性腰围 ≥ 90 cm、女性腰围 ≥ 85 cm，参考影像学表现，作为判断向心性肥胖的指标。

13. 如何测量腰围呢？

受试者直立，两脚分开 30~40 cm，用一根没有弹性、最小刻度为 1 mm 的软尺放在右侧腋中线髂骨上缘与第十二肋骨下缘连线的中点（通常是腰部的天然最窄部位），沿水平方向围绕腰部一周，紧贴而不压迫皮肤，在正常呼气末测量腰围的长度，读数准确至 1 mm 即可。具体参见《中国成人超重和肥胖症预防控制指南》。

14. 如何测量臀围呢？

测量时，两腿并拢直立，两臂自然下垂，皮尺水平放在前面的耻骨联合和背后臀大肌最凸处，即臀部向后最突出部位的水平围长。为了确保准确性，测量臀围时，一是要在横切面上，二是要在锻炼前进行。同时要注意每次测量的时间和部位相同，测量时不要把皮尺拉得太紧或太松，力求仔细、准确。

15. 什么是腰臀比呢？

腰臀比 = 腰围 / 臀围，腰臀比是判断向心性肥胖的重要指标。

16. 肥胖只存在于成年人中吗？

随着我国经济飞速发展，人民生活水平日益提高以及受生活方式、饮食结构改变等因素影响，肥胖人数正在逐年攀升。而在过去几十年中，全球儿童、青少年超重人数和肥胖率也大幅升高。

2017 年，慢性非传染性疾病风险控制协作组织（NCD Risk Factor Collaboration，NCD-RisC）研究显示，全球年龄标化的 5~19 岁儿童、青少年肥胖患病率，女童从 1975 年的 0.7%（0.4%~1.2%）上升到 2016 年的 5.6%（4.8%~6.5%），男童从 1975 的 0.9%（0.5%~1.3%）上升到 2016 年的 7.8%（6.7%~9.1%）。中国 0~7 岁儿童单纯性肥胖流行病学 meta 分析报告指出，1986 年至 2010 年，儿童单纯性肥胖发病率逐年走高。以 5 年为界，每阶段肥胖发病率：1986 年至 1990 年为 0.8%，1991 年至 1995 年为 1.7%，1996 年至 2000 年为 4.5%，2001 年至 2005 年为 4.2%，2006 年至 2010 年为 5.9%。可以看出 25 年间，儿童单纯性肥胖发病率总体呈明显上升趋势。2017 年，北京大学医学部公共卫生学院与联合国儿童基金会联合发布的《中国儿童肥胖报告》显示："2014 年，我国 7~18 岁城市男女生超重肥胖检出率已分别达到 28.2% 和 16.4%，农村男女生分别达到 20.3% 和 12.8%。"我国第四次营养健康调查报告显示，全国 6~17 岁儿童、青少年肥胖率 10 年时间增长了 2 倍，达到 5 300 万。儿童、青少年肥胖已不可避免呈现出全国流行的趋势，形势严峻。

而儿童、青少年期肥胖比成年期肥胖危害更大。有研究表明，肥胖不仅影响儿童、青少年的正常生长发育，还会对心血管系统、内分泌系统、呼吸系统、消化系统、骨骼系统和心理智力等都造成严重的危害。且儿童、青少年代谢综合征（metabolic syndrome，MS）罹患率与体重成正相关，如果不能对儿童、青少年肥胖引起重视，实施有效的干预措施，不仅影响儿童、青少年的身心健康、社会适应能力，也会对人口素质及国家发展有深远影响。

17. 儿童、青少年肥胖是如何筛查的呢？

儿童、青少年肥胖从发病原因可分为原发性肥胖和继发性肥胖。而从全身代谢状况可分为代谢健康型肥胖和代谢异常型肥胖。从内脏脂肪分布可分为向心性肥胖和均匀性肥胖。肥胖类型的筛查指标由BMI、体重、腰围、皮下脂肪厚度、内脏脂肪分布、实验室检查、影像学检查等组成，在采用不同测量方法和参考值评价的结果不尽相同。

（1）BMI被认为是诊断和筛查儿童、青少年肥胖的普遍适宜方法，在成人、儿童人群均与长期健康危害密切相关，但此方法应排除2岁以下婴幼儿（表1-2）。

表1-2　6~18岁学龄儿童、青少年性别年龄别BMI筛查超重与肥胖临界值

年　龄 /岁	男生		女生	
	超重临界值 /（kg·m^{-2}）	肥胖临界值 /（kg·m^{-2}）	超重临界值 /（kg·m^{-2}）	肥胖临界值 /（kg·m^{-2}）
6.0 ~ <6.5	16.4	17.7	16.2	17.5
6.5 ~ <7.0	16.7	18.1	16.5	18.0
7.0 ~ <7.5	17.0	18.7	16.8	18.5
7.5 ~ <8.0	17.4	19.2	17.2	19.0
8.0 ~ <8.5	17.8	19.7	17.6	19.4
8.5 ~ <9.0	18.1	20.3	18.1	19.9
9.0 ~ <9.5	18.5	20.8	18.5	20.4
9.5 ~ <10.0	18.9	21.4	19.0	21.0

续表

年 龄 /岁	男生		女生	
	超重临界值 /（kg·m⁻²）	肥胖临界值 /（kg·m⁻²）	超重临界值 /（kg·m⁻²）	肥胖临界值 /（kg·m⁻²）
10.0 ~ <10.5	19.2	21.9	19.5	21.5
10.5 ~ <11.0	19.6	22.5	20.0	22.1
11.0 ~ <11.5	19.9	23.0	20.5	22.7
11.5 ~ <12.0	20.3	23.6	21.1	23.3
12.0 ~ <12.5	20.7	24.1	21.5	23.9
12.5 ~ <13.0	21.0	24.7	21.9	24.5
13.0 ~ <13.5	21.4	25.2	22.2	25.0
13.5 ~ <14.0	21.9	25.7	22.6	25.6
14.0 ~ <14.5	22.3	26.1	22.8	25.9
14.5 ~ <15.0	22.6	26.4	23.0	26.3
15.0 ~ <15.5	22.9	26.6	23.2	26.6
15.5 ~ <16.0	23.1	26.9	23.4	26.9
16.0 ~ <16.5	23.3	27.1	23.6	27.1
16.5 ~ <17.0	23.5	27.4	23.7	27.4
17.0 ~ <17.5	23.7	27.6	23.8	27.6
17.5 ~ <18.0	23.8	27.8	23.9	27.8
18.0以上	24.0	28.0	24.0	28.0

（2）体重。此方法多用于 2 岁以下婴幼儿，小儿体重超过同性别、同身高正常儿童平均值 20% 便可诊断为肥胖症；超过平均值 20% 但不超过 29% 为轻度肥胖症；超过平均值 30% 但不超过 39% 为中度肥胖症；超过平均值 40% 但不超过 59% 为重度肥胖症；超过平均值 60% 为极重度肥胖症。

（3）腰围。部分向心性肥胖儿童用 BMI 评价时可能出现未超重或不达标的情况，因此，可适当选用 BMI 和腰围两项指标联合应用于肥胖的筛查，其中腰围≥同年龄同性别儿童腰围的 90 百分位数（P90）。

7~18 岁儿童、青少年 P75 和 P90 腰围值见表 1-3。

表 1-3　7~18 岁儿童、青少年 P75 和 P90 腰围值

年龄/岁	男生		女生	
	P75腰围值/cm	P90腰围值/cm	P75腰围值/cm	P90腰围值/cm
7	58.4	63.6	55.8	60.2
8	60.8	66.8	57.6	62.5
9	63.4	70.0	59.8	65.1
10	65.9	73.1	62.2	67.8
11	68.1	75.6	64.6	70.4
12	69.8	77.4	66.8	72.6
13	71.3	78.6	68.5	74.0
14	72.6	79.6	69.6	74.9
15	73.8	80.5	70.4	75.5
16	74.8	81.3	70.9	75.8
17	75.7	82.1	71.2	76.0
18	76.8	83.0	71.3	76.1

（4）实验室、影像学检查。对中重度肥胖儿童应进行全面检查，包括口服葡萄糖耐量试验（OGTT）、糖化血红蛋白、血清甘油三酯、胆固醇、血脂及载脂蛋白测定、C 反应蛋白、促卵泡激素（FSH）、肝功能等；腹部 B 超、CT、MRI 能确定内脏脂肪分布、含量。

18. 儿童肥胖有哪些特点？

肥胖可发生于任何年龄，最常见于婴儿期、学龄前期和青春期。在体形和其他外貌特征上，单纯性肥胖儿童的生长发育也往往较正常儿童快，一般身材较高大，皮下脂肪丰满，分布均匀并常积聚在颈部、乳胸部、腹部、臀部、肩背部，而面部常常出现"双下巴"，口鼻相对变小。严重肥胖儿童的胸腹、臀部及大腿皮肤出现白纹或紫纹，走路时双下肢负荷过度可能导致膝外翻和扁平足，也能造成双大腿内侧互相

摩擦。女孩胸部脂肪过多,男孩胸部、大腿内侧和会阴部脂肪过多,较多男孩的乳房隆起,可伴有假性乳房肥大,也可造成隐匿阴茎。肥胖儿童的智力及性发育正常,但因肥胖行动不便,不喜动,常怕热、多汗,易疲劳。青春期前可生长过速,骨龄正常或超过实际年龄。

在心理方面,肥胖对儿童心理发育的影响是多方面的,年龄较小的儿童表现可能不明显,低年龄段肥胖更容易得到周围人群的认可,在传统文化中,认为"胖"是福气、身体好的表现。随着年龄增加,肥胖对儿童的心理影响逐渐增加,最明显的是儿童自我意识问题,往往会自信心不足。肥胖导致儿童体态臃肿、动作迟钝、步态缓慢,使其对自我形象不满,自尊心受损。在集体的体育运动、文娱活动等项目中,肥胖儿童常常被排斥在集体之外,来自老师和同学的异样眼光、耻笑、取外号等引发的负性情绪会逐渐转变为引发情绪障碍的直接原因,表现出拒绝上学、逃学、拒绝参加集体活动、孤单、易激动生气、交往退缩,严重者甚至有自伤或伤人的想法或行为。肥胖儿童不仅存在生理损害,且常伴有严重的心理上的抑郁情绪,这种情绪不易被察觉,但对儿童往后的个性、气质、性格及日后人际交往与发展都有深远影响。

19. 儿童肥胖的原因有哪些?

在儿童肥胖中,95% 都是单纯性肥胖,造成原因不是单一的,而是由遗传因素、环境等多种原因相互作用的结果,其中环境因素中生活习惯、饮食结构不良是主要的危险因素。

遗传因素

(1)基因因素。肥胖是由多种基因共同作用所致,现已发现与其有关的基因多,有 600 多种,如 *FTO* 基因、增食欲素基因等等。

(2)父母体重遗传也是肥胖的一个主要因素。儿童肥胖的发生具有明显的遗传倾向，同时肥胖有明显的家族聚集性，是遗传和环境因素相互作用的结果。肥胖父母遗传的基因会增加儿童患病的风险。若父母都肥胖，后代肥胖患病率为70%~80%；父母其中一方肥胖，则肥胖患病率为40%；父母都不肥胖，后代肥胖患病率为10%。

（3）其他因素。母亲初潮提前会导致后代在儿童与成人时期肥胖概率增加。母亲孕期体重增加过多或患有其他代谢性疾病，如妊娠糖尿病等，也会导致儿童肥胖风险显著增高。出生时体重＞4 000 g或＜2 500 g均能增加儿童肥胖风险。

环境因素

（1）不良饮食习惯和饮食结构，如暴饮暴食、不吃早餐、睡前进食，零食、含糖饮料摄入比例增加，喜欢冰淇淋、甜食、油炸食物等高能量、高脂肪食物等等均可以增加发生肥胖的风险。

（2）生活习惯。学习压力增大，静息时间增加，如看电视、手机等时间增加，而室外活动时间减少；如学习时间增加导致久坐及压缩室外活动时间等。

（3）生物钟紊乱及睡眠时间较晚，睡眠时间过少，或周末、休假补充睡眠，均能增加儿童肥胖风险。

疾病、药物因素

甲状腺激素缺乏、皮质醇分泌增多、肥胖—生殖无能—肌张力低下综合征、下丘脑病变、由于其他疾病长期应用糖皮质激素等因素，可导致儿童继发性肥胖。

20. 肥胖就一定是营养过剩吗？

肥胖者由于能量摄入量很高、不均衡饮食和营养素生物利用率的降低增加了营养不足的风险。

21. 肥胖症患者的营养素充足吗？

肥胖症患者会有多种营养素缺乏，比如维生素 B_{12}、钙、铁、叶酸，其中最常见的是维生素 D 缺乏。维生素 D 缺乏的主要原因是食物摄入量低，接触阳光较少，次要原因是脂肪组织对维生素 D 摄入的增加会导致血清维生素 D 浓度降低。

22. 营养素缺乏的临床表现是什么？

主要营养素缺乏的临床表现如下：

钙和维生素 D 缺乏时会导致代谢性骨病，钙缺乏时还会出现频繁的抽搐和心律失常。如出现起立困难、骨关节疼痛、频繁腹泻，应监测血钙及维生素 D 水平。

机体许多酶需要铁来激活，因此，如果缺铁，可能会出现许多症状，如疲乏、眩晕、面色苍白、嘴角溃烂、指甲易断、易怒和脱发等。

叶酸缺乏可能会出现食欲减退和体重下降，还包括舌炎、乏力、腹泻和神经系统功能紊乱。

维生素 B_{12} 缺乏可导致巨幼红细胞贫血和神经系统功能紊乱，如果长期缺乏维生素 B_{12}，则会造成神经细胞损伤，导致肢端麻木。

第二章

肥胖对人体有什么危害?

23. 肥胖症与糖尿病有什么关系?

世界卫生组织在 2017 年报告中指出,2016 年全球有 13% 的成年人患有肥胖症,约有 57% 的肥胖症患者患有糖尿病。在临床上,我们也经常可以见到患者因为肥胖症合并糖尿病就诊,那么肥胖症与糖尿病之间有着怎样的关系?

胰岛素是一种调节血糖水平的激素,在健康的人体中,胰岛素是通过胰腺分泌出来,当血糖水平升高,胰岛素释放也会增多来降低血糖;而当血糖水平低时,释放出的胰岛素也会相应地减少。

肥胖人群由于体脂的堆积,肝脏、肌肉和脂肪组织等的靶细胞对胰岛素的敏感性降低,葡萄糖的摄取和利用率下降,所以胰腺将分泌大量胰岛素来稳定机体,引起肥胖症患者血清胰岛素水平高于普通人。早期,肥胖症患者通过这种方式可以把血糖维持在正常范围,随后胰腺因过度工作,合成胰岛素的能力逐渐减弱,血糖将不会维持在正常水平，从而产生高血糖，于是出现显性糖尿病。

2型糖尿病是以胰岛素作用障碍致高血糖的代谢性疾病，肥胖是2型糖尿病发生的重要危险因素，其中向心性肥胖是胰岛素敏感性降低的主要危险因素。有流行病学研究显示，我国成人平均BMI增加约1.8 kg/m²，肥胖症患病率增加8倍，糖尿病患病率增加14倍，糖尿病患者向心性肥胖比例高达45.4%。因此，有人将肥胖症与糖尿病看作"姐妹病"。

糖尿病定义

糖尿病是指一组以高血糖为特征的代谢性疾病，有两个主要成因：胰腺无法生产足够的胰岛素，或者是细胞对胰岛素不敏感。它的特征是患者的血糖长期高于标准值，高血糖会造成俗称"三多一少"的症状：多食、多饮、多尿及体重下降。糖尿病分为1型糖尿病和2型糖尿病。1型糖尿病是指由于胰岛β细胞被破坏，导致胰岛素绝对缺乏；2型糖尿病是指由于遗传和（或）环境因素引起胰岛素分泌不足和（或）胰岛素抵抗（机体对胰岛素敏感性下降，不能有效利用），导致血糖水平增高的一种慢性病。

肥胖症与糖尿病是常见的内分泌代谢性疾病，患病率呈现全球性快速增长趋势，成为全球共同关注的重大公共卫生问题。糖尿病病程长、并发症多，若未及时控制，将引起糖尿病足、视网膜病变等，甚至威胁患者的生命安全，有研究表明：减重约10 kg，可使糖尿病患者的死亡率降低约25%。为了预防糖尿病的发生与发展，消除肥胖是最有效的治疗和预防措施，减重手术成为最重要的手段。

24. 肥胖症与 2 型糖尿病有什么关系?

肥胖症和 2 型糖尿病关系密切,中国超重与肥胖人群的 2 型糖尿病患病率分别为 12.8% 和 18.5%;而在 2 型糖尿病患者中,超重比例为 41%,肥胖比例为 24.3%,向心性肥胖比例高达 45.4%。肥胖持续时间越长,发生 2 型糖尿病危险性越大。在儿童、青少年时期开始肥胖,18 岁后体重持续增加和腹部脂肪堆积者,患 2 型糖尿病的危险性更大。

体重增加是 2 型糖尿病发生的独立危险因素,体重或腰围增加均可加重胰岛素抵抗,增加 2 型糖尿病的发病风险,以及血糖的控制难度。与单纯性肥胖症患者相比,2 型糖尿病合并肥胖症患者减重并维持体重更加困难。第一,肥胖症患者的胰岛素水平显著升高,而胰岛素具有抑制脂肪分解、促进脂肪合成的作用。第二,肥胖症本身与糖尿病患者存在的其他代谢异常有协同作用,可加重 2 型糖尿病的胰岛素抵抗。

25. 肥胖与脂肪肝有什么关系?

非酒精性脂肪性肝病(non-alcoholic fatty liver disease, NAFLD)俗称脂肪肝,是一种与胰岛素抵抗和遗传易感密切相关的代谢应激性肝损伤,疾病谱包括非酒精性肝脂肪变、非酒精性脂肪性肝炎、肝硬化和肝细胞癌。

非酒精性脂肪性肝病是一种除因过量饮酒和其他明确损肝因素所致的,以肝脂肪聚集为主要病理表现的慢性肝脏疾病,也是代谢综合征的肝脏表现。非酒精性脂肪性肝病的特征是肝脏中存在异位脂肪和脂肪变性。

亚洲人群的非酒精性脂肪性肝病患病率较高,肥胖、胰岛素抵抗和血脂异常是非酒精性脂肪性肝病的主要致病因素。肥胖人群占患者的 75% 以上，非酒精性脂肪性肝炎的发生率和病情的严重程度与肥胖程度密切相关。

26. 肥胖症与多囊卵巢综合征有什么关系？

多囊卵巢综合征（polycystic ovarian syndrome，PCOS）以排卵障碍、不孕、高雄激素、代谢异常及卵巢多囊样改变为临床特征，起病于青春期，是育龄期女性最常见的内分泌及代谢性疾病，其发病率在 6.1%~19.9%，病因不明，临床表现主要为月经紊乱、超重或肥胖、高雄激素性多毛、痤疮、排卵障碍性不孕、卵巢呈多囊样改变，严重时会出现子宫内膜增生甚至是子宫内膜癌、代谢综合征、心脑血管疾病、2 型糖尿病等不良后果，此外还可表现为焦虑、抑郁等精神心理障碍。

大约有 50% 的多囊卵巢综合征患者存在超重或者肥胖，肥胖症与胰岛素抵抗密切相关，因而多囊卵巢综合征患者存在胰岛素抵抗也是很常见的。代谢综合征是一组复杂的代谢紊乱症候群，肥胖症早期胰岛细胞代偿性分泌胰岛素增多，出现高胰岛素血症，后期出现胰岛素抵抗，最终发展为糖尿病。多囊卵巢综合征的代谢紊乱基础也是胰岛素抵抗，可进一步发展为代谢综合征。在多囊卵巢综合征患者中，代谢综合征的患病率约是正常人群的 2 倍。所以说，多囊卵巢综合征不仅是一种导致广大女性生殖功能障碍的妇科常见病，更是一种多系统、复杂的会持续影响女性一生健康的疾病。

27. 肥胖症与阻塞性睡眠呼吸暂停有什么关系？

肥胖症是阻塞性睡眠呼吸暂停（obstructive sleep apnea，OSA）的主要高危因素。流行病学研究显示，肥胖人群阻塞性睡眠呼吸暂停发病率是一般人群的 15~30 倍，肥胖症是导致阻塞性睡眠呼吸暂停的重要因素，约 70% 的阻塞性睡眠呼吸暂停患者同时伴有肥胖症，且肥胖型阻塞性睡眠呼吸暂停更难治愈。那么肥胖症与阻塞性睡眠呼吸暂停到底有着什么关系？

肥胖症患者因喉咙附近软组织比普通人要厚且松弛，睡觉时松弛的组织下垂容易阻塞上呼吸道，导致睡眠呼吸频繁暂停；肥胖症患者因腹部内脏脂肪堆积，使膈肌上抬，影响横膈运动，使肺下界上移，肺泡有效容积减小，肺活量降低，导致呼吸效率降低，长期这样会引起阻塞性睡眠呼吸暂停。

肥胖症与阻塞性睡眠呼吸暂停具有协同作用，可显著增加患者心脑血管疾病及代谢性疾病发生的风险，而在夜间，血氧含量较低，可能会导致二氧化碳潴留，再加上睡眠片断化，也可能会导致神经调节功能失衡、内分泌功能紊乱、血流动力学及微循环异常等变化，最终引起多系统、多脏器功能损害，甚至可能会导致猝死。

阻塞性睡眠呼吸暂停定义

阻塞性睡眠呼吸暂停即鼾症，俗称打呼噜，由上呼吸道狭窄、阻塞和呼吸中枢神经调节障碍导致，其综合征表现为睡眠呼吸暂停、打鼾及呼吸不畅伴缺氧，导致白天困倦及其他症状。

在肥胖相关的多种并发症中，阻塞性睡眠呼吸暂停是发病率较高的并发症，由于肥胖型阻塞性睡眠呼吸暂停患者往往伴有长期的慢性缺氧，进一步继发的心血管系统疾病往往更加严重。2013 版的美国《阻塞性睡眠呼吸暂停低通气综合征（OSAHS）规范诊疗指南》强烈建议肥胖型阻塞性睡眠呼吸暂停患者进行减重治疗，减重代谢手术是治疗肥胖型阻塞性睡眠呼吸暂停最有效的方法。

28. 肥胖症与痛风有什么关系？

肥胖症患者由于饮食量增加，而消耗较少，造成过多的能量以脂肪形式储存在皮下、腹部或内脏器官，从而导致尿酸合成增加。储存的脂肪通过分解为机体活动提供能量，内脏脂肪生成及脂解作用，都会间接促进尿酸过量产生，使血尿酸水平增高。肥胖症患者在内脏脂肪的直接压迫、血流动力学改变及高脂血症等的长期作用下，会促进肾小球的损害，使尿酸排泄出现障碍，同时肾小管对尿酸排泄减少而使血尿酸水平升高。

痛风定义

痛风为嘌呤代谢紊乱和（或）尿酸（UA）排泄障碍所致血尿酸水平升高的一组异质性疾病。临床特点是高尿酸血症、痛风性急性关节炎反复发作、痛风石沉积、特征性慢性关节炎和关节畸形，常累及肾脏引起间质性肾炎和肾尿酸结石形成。

肥胖症和痛风的发病率呈现不断上升的趋势，患者常常有不良的饮食习惯，肥胖症会加重痛风病情，导致血尿酸水平升高，或者使出现痛风相关症状的时间较长。

大多数肥胖的痛风患者在降低体重后，不仅血尿酸水平下降，尿酸清除率及尿酸盐转换率升高，而且尿酸池亦缩小。控制体重在一定程度上可以降低高尿酸血症的发生，减少高尿酸血症人群发生痛风的危险，甚至降低其他心脑血管疾病和代谢性疾病的发病率。

● **知识拓展**

高尿酸血症是痛风的重要生物化学基础。高尿酸血症指在正常嘌呤饮食状态下，非同日 2 次空腹血尿酸水平男性大于 420 μmol/L，女性大于 360 μmol/L。

29. 肥胖与黑棘皮病有什么关系？

黑棘皮病（acanthosis nigricans，AN）是指以人体的皮肤角化过度、色素沉着及乳头瘤样增生为特征的一种少见的皮肤病，是一种表现在皮肤上的系统代谢性疾病，通常皮肤皱褶处如颈部、腋窝、前额、肘前窝、腹股沟和脐周等出现深褐色色素沉着，伴有局部皮肤增厚和天鹅绒般的触感，以颈部最常见。其发病可能与遗传、内分泌、药物及肿瘤等因素有关。良性黑棘皮病作为遗传综合征的一种，呈不规则的常染色体显性遗传。目前研究已证实良性黑棘皮病与肥胖、高胰岛素血症和胰岛素抵抗密切相关。

在细胞生物学的基础上，人们发现细胞通路的失调和炎症细胞激活与肥胖和胰岛素抵抗相关。我国流行病学数据表明黑棘皮病合并代谢综合征在青少年肥胖症患者中的比例也高达 40%。

大多数黑棘皮病患者体重超标并伴有其他一些并发症，如内分泌失调、多囊卵巢综合征等。临床假性黑棘皮病好发于成人黑皮肤肥胖者，可引起的并发症主要有肝豆状核变性、肝硬化、红斑狼疮、皮肌炎和硬皮病、肾上腺皮质增生和 2 型糖尿病。在内分泌科门诊接诊多例诊断为"黑棘皮病"的青少年患者，他们共同特点为体形肥胖伴有颈部深褐色色素沉着。黑棘皮病发病缓慢，无明显疼痛等症状，首发症状多表现为颈部皮肤黝黑，但其根源是身体整体代谢紊乱，与多种代谢性疾病相关联，须高度重视。

2014 年，有研究调查了 250 例肥胖症女性患者，发现黑棘皮病组的代谢综合征患病率（60%）显著高于无黑棘皮病组（37.6%），这让大家认识到皮肤疾病与代谢综合征的相关性，将黑棘皮病作为提示合并代谢综合征的标志之一。

30. 肥胖与关节疼痛有什么关系?

下肢关节疼痛是肥胖症患者常出现的并发症，是肥胖症患者下肢损伤的标志之一，研究显示，肥胖人群严重关节疼痛比例约为 31.7%，糖尿病患者群约为 40.9%。在妇女的健康和衰老研究（WHAS）中调查了 769 名年龄不低于 65 岁的妇女，结果显示膝部疼痛发生率为 48%，肥胖是其重要危险因素。

通常认为，肥胖症患者下肢关节疼痛的主要原因为过度的机械负荷而导致承重关节的损伤，长期积累则会导致不可逆的结构性变化。而肥胖引发肌肉关节症状的机制是多方面的，超重可增加负重关节的应力，从而增加关节软骨的机械损伤而导致肌肉骨骼症状。在行走时作用于膝部的力为体重的 2~3 倍，爬楼梯或从椅子上站起时作用在膝部的力可超过体重的 3 倍。因此超重通过增加关节所承受的机械应力带来的损伤作用不容忽视。

肥胖妇女骨关节炎发病危险性是正常妇女的 4 倍。在早期骨关节炎的研究中，肥胖已被认为是骨关节炎发病的主要危险因素之一，尤其对膝关节影响较为明显。BMI 增加是 40~69 岁妇女膝部疼痛的重要危险因素，$BMI \geqslant 26.4 \, kg/m^2$ 时发生膝部疼痛的危险性是 $BMI \leqslant 20 \, kg/m^2$ 时的 4 倍。

此外，也有研究发现肥胖和糖尿病是骨关节炎发生及进展的重要因素，脂肪因子在关节病变中扮演重要角色。单纯由肥胖引起的机械应力增加不能解释以下现象，即：肥胖妇女手骨关节炎发生危险性也增加，而手关节属于非承重关节；肥胖与膝部疼痛的相关性在女性高于男性。故肥胖还可能通过代谢因素如影响循环性激素水平而引发肌肉或骨骼症状。

减重是改善关节疼痛的基础。减重的方式有很多种，如步行运动、饮食控制、外科治疗等。外科治疗中手术治疗是减重的开始，结合饮食控制和运动疗法联合减重，围手术期进行饮食控制，术后早期进行功能锻炼，康复期鼓励患者进行规律运动，养成良好的生活习惯。术后体重减轻可缓解患者锻炼时的关节压力，拓宽了术后可选的锻炼方式，也可以改善减重的效果。

●知识拓展

步行运动可能从以下几个方面改善患者的膝部疼痛症状：步行运动可促进血液循环，增加关节血液供应，由毛细血管运来的营养物质和氧通过弥散作用供给软骨，减轻骨关节疼痛；运动时通过肌肉的收缩和舒张作用，对骨膜起按摩作用，改善骨组织血液供应，促进骨骼营养物质的吸收；步行运动可以使BMI降低，因膝关节为负重关节，通过减重可减小膝关节的应力，从而减小关节软骨的机械损伤而减轻膝关节症状。此外，步行运动可促进血液循环，减少前列腺素的产生，从而减轻膝部疼痛。

规律运动是人们维持健康最简单且经济有效的方式之一。运动可以改变氧容量、改善血浆脂蛋白、降低BMI和血压、提高心理健康水平、减少骨量丢失、降低血糖水平、提升关节灵活性和身体平衡能力以及增加肌力、预防关节炎的发生。有氧步行运动可以减轻膝关节患者的疼痛，提升其生活自理能力。

31. 肥胖与肥胖相关性肾病有什么关系？

肾脏作为肥胖的靶器官，肥胖是慢性肾脏病重要且独立的风险因素。因肾脏具有强大的代偿能力，在早期肾病阶段因症状轻微往往不易发现，临床表现常晚于病理损害，一旦出现典型症状时肾损害已不可逆转，最终将导致肾衰竭。早在 1974 年，Weisinger 首次报道了 4 例患者因重度肥胖导致大量蛋白尿发生，此后陆续有实验室及临床研究证实肥胖相关性肾病（obesity related glomerulopathy，ORG）的存在。

肥胖相关性肾病定义

　　肥胖相关性肾病是指肥胖进一步发展所引起的肾脏损害。病理特征为肾小球体积增大和（或）局灶节段性肾小球硬化（focal segmental glomerulo-sclerosis，FSGS），临床表现轻者可为微量白蛋白尿，重者可为肾病综合征。

肥胖相关性肾病发病机制

　　包括血流动力学改变，肾周脂肪组织堆积引起缺氧、缺血，胰岛素抵抗、高胰岛素血症，脂肪细胞分泌瘦素、抵抗素及炎症因子，交感神经兴奋等。上述因素共同作用，导致肾脏内皮细胞、系膜细胞、足细胞损伤，最终导致肾小球硬化、间质纤维化。

　　一般来说肥胖相关性肾病进展缓慢，患者多因体检时尿检异常而就诊，最初表现为持续或缓慢进展的蛋白尿，少数可发展成肾功能不全。主要包括两种病理类型：肥胖相关性肾小球肥大症（obesity-associated glomerulopathy，OB-GM）和肥胖相关性局灶节段性肾小球硬化症（obesity-related focal segmental glomerulosclerosis，OB-FSGS）。

　　减重是治疗肥胖相关性肾病的关键，早期有效控制体重可改善肾功能。有研究发现，蛋白尿与体重成正相关，体重减少 1 kg，蛋白尿可减少约 4%，减重对肾脏的保护机制可能与全身慢性炎症反应的抑制和脂肪细胞因子谱的正常化有关，减重可以显著降低脂肪细胞因子水平、减轻体内炎症反应、改善内皮细胞功能等，从而减轻肾脏组织慢性炎症，改善其纤维化。

32. 肥胖与抑郁症有什么关系？

抑郁症定义

抑郁症是以显著而持久的心境低落、思维迟缓、认知功能损害、意志活动减退和躯体症状为主要临床特征的一类心境障碍性疾病。

常言道心宽体胖，但究其根本，并不然。研究显示肥胖者患抑郁症的概率高于一般人。这是因为肥胖的人往往会因社会、心理压力及生理变化而产生抑郁症状，如被嘲笑、排斥时，很容易产生自卑心理，进而长期积压这种不良情绪而容易发生抑郁或焦虑状态。同样，抑郁症患者会因为心理压力及生活习惯的改变而导致体重增加，或发生肥胖。他们常常喜欢暴饮暴食，通过大量的食物进入体内而让自己变得快乐和开心，而这种行为很容易导致脂肪堆积而发生肥胖。相关研究表明，抑郁症和肥胖存在双向关系，肥胖引发抑郁症的概率大约为55%，抑郁症患者中肥胖发生率可达58%，二者之间互相联系，互相影响，互为因果。

青少年肥胖人群更易出现焦虑或抑郁状态，这可能与家庭关系、社会关系等有关。因此，应注重青少年精神心理健康，对家长及青少年进行心理健康教育及心理疏导。

总而言之，合理管理体重，注重肥胖人群心理健康教育，可合理预防抑郁、焦虑的发生，因而从根源上解决问题。

33. 肥胖与胆结石有什么关系?

胆结石又称胆石症，是指胆道系统包括胆囊或胆管内发生结石的疾病。按发病部位分为胆囊结石和胆管结石。胆囊内形成的结石可刺激胆囊黏膜，引起胆囊的慢性炎症，而且当结石嵌顿在胆囊颈部或胆囊管后，还会引起一系列的并发症。

胆结石是最常见的普外科疾病之一，引起胆结石的因素有很多，如遗传因素、年龄因素、性别因素、营养及环境因素、肥胖相关因素等。且随着年龄的增加，胆结石发生率越高，且女性较男性多。肥胖是形成胆结石的最危险的因素之一，尤其是向心性肥胖，且胆结石发生率与肥胖程度成正相关，与正常体重人群相比，肥胖人群胆结石、胆囊炎、胆源性胰腺炎的发病率明显较高。体重超过正常标准 15% 的人，胆结石发病率比体重在正常范围内的人要高出 5 倍。因为肥胖者不仅肝脏合成与分泌胆固醇的功能增强了，而且过量的脂肪堆积会使胆囊的收缩减少，造成胆汁堆积。

通过饮食减肥的肥胖症患者中，有 10%~30% 会发生胆结石。体重基数越高者，减肥时体重下降速度越快者发生胆结石的概率越高。这是因为减肥后能量供应减少，沉积在体内的脂肪被大量消耗，胆固醇随之移出，胆固醇结晶明显增加并析出和沉淀。通过控制饮食减肥者的胆汁分泌减少，胆囊收缩减弱，在收缩不完全的情况下胆囊内的胆汁不易排空，长期淤积而形成结石。因而减肥不宜过快，不应突然减肥，将运动与饮食减肥相结合，可能会达到更好的效果。

34. 肥胖与高血压有什么关系？

原发性高血压定义

原发性高血压是以血压升高为主要临床表现的综合征，通常所说的高血压多指原发性高血压。高血压是多种心脑血管疾病的重要病因和危险因素，影响重要脏器如心、脑、肾的结构与功能，最终导致这些器官的功能衰竭，迄今仍是心血管疾病死亡的主要原因之一。

高血压发生的原因有环境因素和遗传因素。高血压与肥胖关系密切，肥胖者高血压发病率男性及女性分别为 42% 和 38%，比非肥胖者多一倍。体重越大，患高血压的风险越大。

肥胖者发生高血压的原因有很多，这是因为肥胖者的血液总容量增多，心排血量增多，造成肥胖者更易发生高血压；肥胖者较不肥胖者饮食量增多，代谢过程中血液中胰岛素含量较不肥胖者升高并刺激交感神经，造成血管收缩，增加外周血管阻力，导致血压升高；高胰岛素血症使肾脏重吸收钠增多，血容量增加，使血压增高；肥胖合并高血压者更易合并高脂血症及糖尿病等，因而易发生动脉粥样硬化，血液流入血管时硬化的血管不能正常扩张导致血压升高。

肥胖症合并高血压患者可通过减肥来治疗高血压，但减肥是一项长久的事，单纯靠饮食很难达到预防和治疗高血压的目的，还要改善血脂代谢、减少脂肪等，这样还可以辅助治疗脂肪肝、阻塞性睡眠呼吸暂停低通气综合征。

35. 肥胖与高脂血症有什么关系？

高脂血症定义

高脂血症是指脂肪代谢异常或转运异常，导致血浆中血脂升高。血脂广泛存在于人体各个组织及器官中，是细胞基础代谢必需的物质。

高脂血症可加速动脉粥样硬化，动脉是全身器官血液供应的命脉所在，为各组织及器官供氧、供血、提供能量，动脉被硬化的斑块堵塞可造成血栓危及生命。高脂血症可导致心脑血管疾病、代谢性疾病（如糖耐量异常、糖尿病）等，还可导致脂肪肝、胆石症、胰腺炎、高尿酸血症、周围血管病变等。

动脉粥样硬化的原因有遗传因素，也有环境等因素，包括饮食、肥胖等，因而肥胖与高脂血症有着密不可分的联系。肥胖者最常见的血脂增高的原因为饮食不当，肥胖者往往摄入的能量超过机体正常需要量，且摄入的脂类含量增多，超出机体需要的能量转化为脂肪储存在身体内，最终造成脂肪堆积和血脂升高。

对于高脂血症的预防往往采取减重的方式，体重每降低 4.5 kg 可使低密度脂蛋白胆固醇降低 5%~8%，通过饮食减重同时辅以戒烟、限盐等措施，高血压患者积极控制血压、规律运动、养成健康的生活方式，健康的生活方式可有效预防肥胖、高脂血症等。但对于部分患者，可能在改善生活方式后血脂控制效果并不佳，此时可在医生指导下使用药物治疗，如他汀类等，满足手术指征者可采取手术治疗。服药期间及手术后应定期复查，注意血脂变化。

36. 女性肥胖对身体有什么影响？

随着全球肥胖人数的逐渐上涨，肥胖女性人数也越来越多，而肥胖严重影响女性健康，在全球 9 个种族群组中，7 个种族群组的女性肥胖率超过男性，这是因为一些女性存在不良生活习惯，有不良饮食习惯者较多，且活动量少，加之雌激素与脂肪合成代谢有关，因而长期口服避孕药和孕产妇更易发生肥胖。

女性肥胖带来的危害主要有高血压、胰岛素抵抗及糖尿病、血脂异常，及这些并发症带来的残疾、死亡等。未成年女性身体正处在趋于成熟的阶段，未成年肥胖女性可出现发育期提前、月经初潮以及乳腺发育过早等。成年女性大部分会因为妊娠而发生肥胖，继之发生妊娠高血压、糖尿病等，对于成年女性，肥胖可导致患癌概率升高等。

肥胖存在抗排卵作用，可以引起排卵异常及卵母细胞质量下降，能降低卵巢对促性腺激素的敏感性，在行体外受精时，肥胖女性需要更大量的促性腺激素才能完成超促排卵，同时，排卵数量相对体重正常人群亦显著减少。

雌激素合成与脂肪有关，脂肪组织越多，雌激素越多，因而肥胖女性体内雌激素水平高于正常女性，而雌激素水平升高可导致女性发生子宫内膜癌和乳腺癌等。肥胖可导致胰岛素水平升高，而高胰岛素血症可刺激机体产生更多雄激素，因而部分肥胖女性可出现一些男性化症状，如多毛等。

对于肥胖小鼠的动物实验发现，肥胖小鼠的子宫内膜蜕膜化受阻，蜕膜化受阻会降低子宫内膜容受性。而肥胖女性在自然受孕或应用辅助生殖技术受孕后，其流产率均高于正常体重的女性。

针对女性肥胖，应建立积极预警模式，对超重和肥胖人群开展健康教育，使其认识到肥胖的危害及预防措施，避免加重肥胖，同时积极治疗，对于超级肥胖的患者或肥胖严重影响生活质量的女性，应积极进行外科治疗。

37. 男性肥胖对身体有什么影响?

男性肥胖的原因也有很多，可能与遗传因素、生活习惯等因素有关。比起女性肥胖者，男性肥胖者更容易出现脑出血和冠心病以及前列腺癌。女性肥胖者的脑出血发生率为非肥胖者的 1.7 倍，男性肥胖者为非肥胖者的 3.6 倍。男性肥胖者脂肪主要堆积在体内，形成脂肪肝等。

男性肥胖者很容易发生糖尿病，糖尿病伴随的并发症之一便是阳痿。男性肥胖会影响性功能，重度肥胖者的游离睾酮水平比正常人低，性兴奋时升高程度不如普通人。因肥胖者体内脂肪较多，因而产生雌激素较多，所以男性肥胖者体内雌激素较非肥胖男性高，少数人可出现女性体征，如乳房发育等表现。肥胖可能导致男性精液质量下降、精子蛋白质组学变异、阳痿等，使男性生育力低下，最终可能导致不育。总而言之，男性肥胖者可能较普通男性性功能低。

肥胖除可以影响男性身体健康，带来各种并发症影响生活质量以外，也会对男性心理健康造成影响，因肥胖常常导致男性自卑、焦虑或抑郁的心理状态。因而作为男性肥胖者，应合理管理体重，戒烟限酒，劳逸结合，改善生活质量，提高自信，可有效远离自卑、焦虑或抑郁状态。

38. 肥胖会导致癌症吗?

肥胖者更容易发生癌症，无论男性还是女性都可能患结直肠癌，女性肥胖者则更加容易患子宫内膜癌、卵巢癌、绝经后乳腺癌等，而男性更容易发生前列腺癌。肥胖的严重程度与癌症发生概率相关，肥胖越严重者，越容易发生癌症。肥胖者之所以容易发生癌症，与高胰岛素血症及高胆固醇血症等相关，该类因素使机体免疫力下降，因而识别癌细胞表面的抗原特异性识别物的功能减弱，杀灭癌细胞的功能下降，从而使癌症发病率上升。肥胖女性体内雌激素水平高于普通女性，这会增加子宫内膜癌及绝经后乳腺癌的发生率。

在肥胖的背景下，包括全身性炎症、脂肪因子、胰岛素抵抗、高血糖、高胰岛素血症、高脂血症和脂肪细胞代谢改变在内的多种因素共同促进了癌症的发展。肥胖促进肿瘤发生的作用显著，随之而来的是肿瘤将发生能量失衡，进一步导致消瘦或者恶病质。

39. 肥胖会影响寿命吗？

肥胖影响健康已成为众所周知的事实，但其实肥胖本身是不影响寿命的，是肥胖相关并发症影响了寿命的长短，肥胖可导致很多并发症，如糖尿病、冠心病、高血压等疾病可导致寿命缩短。据日本厚生劳动省统计，若将标准死亡率定为100%，则肥胖者死亡率为128%。美国一项调查研究显示超重25%以上者死亡率为128%，超重35%者死亡率高达151%。肥胖伴发脑血栓和心力衰竭（简称心衰）者死亡率比正常人高1倍。肥胖者得脂肪肝的概率增大，如若情况严重且治疗不及时则会影响生命安全；肥胖也会导致肿瘤，从而直接影响人的生命健康。

预防寿命缩短的最好方法便是合理控制体重，从而预防并发症的发生。从源头上预防，所谓一胖毁所有，不论是控制饮食还是运动或手术减重，都不能操之过急，应循序渐进。

40. 肥胖对生育有影响吗？

肥胖患病率的急剧上升伴随着两性生殖健康指数的下降。肥胖可导致生殖系统调节机制的改变。由于脂肪组织中芳香化酶的过度表达，男性肥胖者体内雌激素浓度增加，通过负反馈，出现促性腺激素分泌减少。这些激素的变化，加上体内氧化应激反应，将影响性功能，包括睾丸功能，甚至导致男性不育症。临床研究表明，在辅助生殖助孕周期中，与体重正常者相比，肥胖男性的精液质量更差，阳痿的发生率更高，而肥胖女性需要更多的促排卵药物，且活产率更低。多囊卵巢综合征合并胰岛素抵抗的女性，也有相似的结局。

据调查，肥胖女性因不能排卵造成的不孕比正常女性多一倍，高胰岛素血症可促进卵巢分泌雄激素而影响排卵造成不孕。肥胖女性的并发症包括多囊卵巢综合征，多囊卵巢综合征可能会导致受孕率降低，所以肥胖对生育有影响。

41. 什么是代谢综合征呢？

在 1998 年，美国学者就将这种症候群命名为代谢综合征，又称胰岛素抵抗综合征、X 综合征。代谢综合征不是一种疾病的名称，通常是多种疾病的汇总，是多种代谢异常聚集到一起的所呈现出来的病理状态。有人将代谢综合征称为死亡四重奏（向心性肥胖、高血糖、高甘油三酯血症和高血压），足以见得代谢综合征对机体的影响之大。

代谢综合征诊断标准：

根据中华医学会糖尿病学分会诊断标准，具备以下 5 项中的 3 项及以上可诊断为代谢综合征。

（1）腹型肥胖（即向心性肥胖）。男性腰围≥ 90 cm，女性≥ 85 cm。

（2）高血糖。空腹血糖≥ 6.1 mmol/L 或糖负荷 2 小时血糖≥ 7.8 mmol/L 和（或）已确诊为糖尿病并治疗者。

（3）高血压。血压≥ 130/85 mmHg* 和（或）已确认为高血压并治疗者。

（4）空腹甘油三酯≥ 1.70 mmol/L。

（5）空腹高密度脂蛋白胆固醇< 1.04 mmol/L。

代谢综合征的根本原因是胰岛素抵抗，而肥胖又是胰岛素抵抗的重要诱因，所以控制肥胖才是治疗代谢综合征的基本方法。

●知识拓展

胰岛素抵抗：是一种生理或病理状态，指机体对正常浓度胰岛素的生物反应低于正常，主要表现为机体糖代谢对胰岛素的敏感性显著降低，从而导致血糖升高，为维持糖代谢的正常水平，机体代偿性地分泌大量的胰岛素，从而引起继发性高胰岛素血症，由此导致一系列病理生理变化。常伴有高胰岛素血症、高血压、血脂紊乱等表现。

42. 肥胖与代谢综合征有什么关系呢？

肥胖为代谢综合征的重要诱因，同时代谢综合征也可加重肥胖。肥胖有很多种，代谢综合征发生、发展的关键因素和核心环节为向心性肥胖。向心性肥胖又是代谢综合征的一个重要临床表现，也是高脂血症、2 型糖尿病、高血压、冠心病等的重要危险因素。

据统计，2014 年全球成年人中有超过 19 亿人超重，其中 6 亿人患有肥胖症，1/5 以上的超重或肥胖症患者是中国人。代谢综合征的发生率随着 BMI 升高而增加，且向心性肥胖是独立于 BMI 的危险因素。人类不同种族人群间体脂含量差异很大，对健康的影响程度不同，即使我国南方和北方人群之间也存在差异。因此不同群体和地区的肥胖诊断标准不一致。BMI 容易测定、结果可靠，且与体脂率和身体脂肪量相

---

* 1 mmHg ≈ 0.133 kPa。

关，可很好地评估总体脂。

目前我国成人 BMI 切点为：$18.5 \text{ kg/m}^2 \leqslant \text{BMI} < 24 \text{ kg/m}^2$ 正常体重，$24 \text{ kg/m}^2 \leqslant \text{BMI} < 28 \text{ kg/m}^2$ 为超重，$\text{BMI} \geqslant 28 \text{ kg/m}^2$ 为肥胖。肥胖的持续时间和严重程度与代谢综合征的发生成正相关。测定 BMI 的同时应测量腰围。目前的标准将向心性肥胖定义为男性腰围 $\geqslant 90 \text{ cm}$，女性腰围 $\geqslant 85 \text{ cm}$。所以，肥胖与代谢综合征成正相关，且肥胖的诊断依据为 BMI 和腹围的测定。

43. 代谢综合征有哪些临床表现呢？

代谢综合征是多种代谢异常发生在同一个体的临床状态，增加了心血管疾病和糖尿病的发病率和死亡率。这些异常主要包括向心性肥胖、糖代谢异常、糖尿病、高血压及脂代谢紊乱等。

代谢综合征临床表现包括：

（1）肥胖。肥胖不仅是代谢综合征的主要组成部分，而且是代谢综合征中其他组分的危险因子。第三次美国国家健康与营养调查结果显示，5% 的正常体重人群、22% 的超重人群和 60% 的肥胖人群存在代谢综合征。向心性肥胖者代谢综合征的表现更为明显，常常伴有更严重的胰岛素抵抗，同时向心性肥胖也是 2 型糖尿病患者最常见的体格特征，其发生心脏病、糖尿病、高血压、血脂异常和非酒精性脂肪性肝病的风险均有所增加。

（2）胰岛素抵抗。胰岛素抵抗贯穿代谢综合征的发展全过程，也是 2 型糖尿病最早的生物化学特征。胰岛素抵抗是指机体对正常胰岛素浓度的生物反应低于正常水平。胰岛素抵抗表现多种多样，典型表现为尽管胰岛素水平高，却仍存在高血糖。

（3）糖代谢异常。糖代谢异常是代谢综合征的重要表现，包括糖耐量受损、空腹血糖受损以及 2 型糖尿病。糖耐量受损是指空腹血糖 <

7.0 mmol/L，口服葡萄糖耐量试验餐后 2 小时血糖为 7.8~11.1 mmol/L。空腹血糖受损是指空腹血糖为 5.6~7.0 mmol/L，餐后 2 小时血糖在正常范围内。

（4）高血压。代谢综合征患者中高血压的发病率明显升高，肥胖和体重增加是高血压的主要危险因素。

（5）脂代谢紊乱。脂代谢紊乱常与肥胖、糖尿病及高血压相伴随。胰岛素抵抗导致动脉粥样硬化的脂代谢异常也很常见，特征为甲状腺球蛋白（TG）水平升高、高密度脂蛋白胆固醇（HDL-Ch）水平降低或低密度脂蛋白胆固醇（LDL-Ch）水平升高、脂蛋白脂酶活力下降，而极低密度脂蛋白（VLDL）水平升高。

（6）非酒精性脂肪性肝病。非酒精性脂肪性肝病指除外酒精和其他明确的损伤肝脏因素所致的，以弥漫性肝细胞大泡性脂肪变为主要特征的临床病理综合征，包括单纯性脂肪肝以及由其演变的脂肪性肝炎及其相关肝硬化和肝细胞癌。非酒精性脂肪性肝病与胰岛素抵抗和遗传易感性密切相关，是代谢综合征在肝脏的代谢表现。

（7）阻塞性睡眠呼吸暂停低通气综合征。表现为夜间睡眠过程中打鼾且鼾声不规律，呼吸及睡眠节律紊乱，反复出现呼吸暂停及觉醒、白天嗜睡、注意力分散、夜尿增多等症状。阻塞性睡眠呼吸暂停低通气综合征与代谢综合征关系密切。代谢综合征患者多合并肥胖、高血压、冠心病、2 型糖尿病及胰岛素抵抗等，并可有进行性体重增加。

（8）其他症状。代谢综合征的其他相关临床疾病还包括：慢性肾脏病、高尿酸血症及痛风。高尿酸血症及痛风也是动脉粥样硬化及冠心病的独立危险因素，与肥胖、高血压、脂代谢紊乱等代谢综合征密切相关。

第三章
减重的方式有哪些？

饮　食

44. 什么是"卡路里"？如何计算"卡路里"？

> **"卡路里"定义**
>
> 　　卡路里（calorie）是能量计量单位，其定义为在1个标准大气压下，将1 g水提升1 ℃所需要的能量，卡路里分为大卡（kcal）和小卡（cal），1 kcal等于1 000 cal，等于4.2 kJ。

　　人体所需的能量均由食物供给，通过自身消化系统将食物转化成能量，无论是简单的呼吸还是日常的工作、学习，都是通过燃烧能源物质来完成的。

　　"燃烧你的卡路里"实际上其原理就是通过加快能源物质的燃烧，增加能量的消耗，当消耗的能量多于摄入的能量时，身体会自动启动"备用程序"即消耗脂肪,最终达到瘦身效果;反之同理,若消耗的能量少于摄入的能量时,能量则会转化成脂肪贮存起来。

食物中的能量含量是由该食物中成分产生的潜在能量来计算的,食物中的成分通常由碳水化合物、脂肪及蛋白质三部分组成。

每克碳水化合物及蛋白质产生的能量均为 4 kcal,碳水化合物类食物如米饭、面条、面包、水果;蛋白质类食物如鱼类、蛋类、肉类及奶类食物。每克脂肪产生的能量为 9 kcal,脂肪类食物如食用油、奶油。因此每日能量的摄入量可以通过此三种物质的摄入量来计算。推荐正常成年男性每日摄入的能量为 2 250 kcal,女性为 1 800 kcal,重体力劳动者可适量增加额外能量。

45. 减掉 1 kg 脂肪,需要消耗多少能量?

脂肪消耗的过程中需要的能量是非常高的。若预计每周减掉 1 kg 脂肪,大约相当于每天要散步 10 小时,或慢跑 2 小时,或游泳 3 小时。

然而,身体消耗的能量不只由脂肪供应,还有碳水化合物和蛋白质,想要完全单纯地燃烧脂肪是不现实的,这也是减肥困难的原因。

46. 饮食减重的每日最低营养及能量摄入量是多少呢?

饮食减重,是要在保证自身机体蛋白质及其他各种营养素需要情况下,维持机体摄入能量和消耗能量间的适当负平衡状态以促进脂肪分解,并持续相当时间,使体重逐渐下降,接近标准体重,达到减肥的目的。而对于肥胖的界定,可以通过计算 BMI 判断。

饮食减重贵在坚持,坚持合理地限制总能量、脂肪和碳水化合物摄入,适量的优质蛋白质摄入,限盐、戒酒,养成良好的就餐习惯,以此来循序渐进地减重。在控制饮食的同时，应适当增加体育运动。通过饮食减重的成人每天摄入能量应控制在 1 000 kcal 左右，最低不应低于800 kcal，否则会对机体造成损害。除控制总能量外，还应控制三大生热营养素的生热比，即蛋白质供能占总能量的 25%、脂肪占 10%、碳水化合物占 65%。每克蛋白质、脂肪、碳水化合物供能分别是 4 kcal、9 kcal、4 kcal。

47. 怎么样合理安排饮食呢?

科学合理的膳食计划是确保减重成功的重要环节，应当满足人体对能量、蛋白质、脂肪及各类维生素和矿物质的需要，也要根据年龄、性别、身体状况、肥胖程度及劳动强度、经济条件来制订搭配均衡的膳食计划。

早餐所供能量占全天总能量的 25%~30%，尽量安排在 6:30~8:00，午餐占 30%~40%，可在 11:30~13:30 进餐，晚餐占 30%~35%，在18:00~20:00 进食为宜。

一日多餐者比一日进餐不足 3 次者肥胖率大大降低，每天进餐次数不足 3 次者肥胖率高达 57.2%，而坚持一日 5 餐或更多餐次者的肥胖率仅为 28.8%。

饮食原则：食物多样，谷类为主；多吃蔬果、奶类、大豆；适量吃鱼、禽、蛋、瘦肉；少盐少油，控糖限酒。

48. 预防肥胖的主要食物有哪些?

通过控制饮食预防肥胖，除了摄入的食物要以低能量食物为主外，还要注意调整饮食结构，主要包括减少碳水化合物类食物的摄入，保证优质蛋白质的充足摄入以及限制脂肪的摄取量。依据相关指南，健康饮食中通过碳水化合物类食物摄入的能量宜占总能量的 45%~65%；

通过蛋白质摄入的能量宜占总能量的15%~35%；通过脂肪摄入的能量宜占总能量的25%~35%。低能量食物见表3-1。

表3-1 低能量食物一览表

类 别	食 物
主食类	红薯、紫薯、玉米、燕麦、糙米、薏米、山药、全麦面包、芋头、荞麦面、魔芋
蔬菜类	菠菜、白菜、生菜、芹菜、韭菜、西蓝花、萝卜、洋葱、芦笋、竹笋、番茄、黄瓜、丝瓜、苦瓜、冬瓜、茄子、青椒、绿豆芽、木耳、海带、金针菇、四季豆
水果类	香蕉、芒果、苹果、梨、橙子、火龙果、柠檬、山楂、菠萝、猕猴桃、樱桃、蓝莓、草莓、西梅
肉蛋类	鸡胸肉、牛肉、瘦羊肉、虾、鱼、鸡蛋
果仁类	巴西坚果、杏仁、栗子、夏威夷果、花生、松仁、核桃

49. 预防肥胖的新吃法都有哪些？

（1）增加粗粮的摄入。粗粮主要包括玉米、高粱及各种豆类。粗粮中的膳食纤维含量高，不仅能增加饱腹感，而且能延缓血糖的上升，减少脂肪的囤积，适合肥胖者食用。但要注意不可长期单一大量进食。

（2）进食野生果蔬。野生果蔬中农药含量远低于培植蔬菜，而且有很高的营养价值，含有大量粗蛋白、粗纤维、维生素等，近年来越来越为人们所推崇。

（3）饮茶和食茶。茶叶中不仅富含丰富的茶多酚，而且具有降脂减肥的功效，因此一直以来茶饮都深受人们喜爱，在日本很多人会在饮用茶水后将茶叶吃掉。

（4）食用虫类。虫类的蛋白质含量远高于禽类及畜类，因此近年来凭借其营养价值高的特点，受到很多人欢迎。

50. 预防肥胖的饮食十要点是什么？

（1）每天一个鸡蛋。鸡蛋中含有丰富的微量元素和蛋白质，每日一个鸡蛋不仅可以增强身体免疫力，而且鸡蛋可以带来持久的"饱腹感"，对肥胖者非常友好。

（2）每天一杯牛奶。牛奶中含有丰富的必需氨基酸，而且其中的钙含量也非常高，每晚一杯牛奶还可以镇静安眠，长期饮用有利于身体健康。

（3）每天 500 g 蔬菜。在众多食材中，蔬菜的营养价值是非常高的，是人体维生素及矿物质的重要来源。此外，蔬菜中也有着丰富的膳食纤维，利于通便润肠，排毒减肥。

（4）每周一顿海鱼。海鱼中含有丰富的 ω-3 脂肪酸，不仅有利于预防动脉粥样硬化，降低血液黏稠度，而且海鱼中的蛋白质以优质蛋白质为主，脂肪含量少，能量低，多吃有利于减肥。

（5）吃肉以鸡胸肉为主。鸡胸肉是低脂低能量肉类的代表，100 g 鸡胸肉中含有 22.4 g 蛋白质、0.2 g 脂肪，能量也只有 103 kcal，因此可以作为健身减肥者的首选肉类。

（6）多食豆制品。豆制品中含有丰富的植物蛋白，可以提高机体抵抗力，而且其中的不饱和脂肪酸可以分解体内的胆固醇，促进脂肪的代谢，有利于减肥。

（7）少食食用盐。食用盐的主要成分为氯化钠，钠离子会阻碍身体内水分的排泄，当摄入过多时，身体很容易出现水肿，容易造成水肿型肥胖，不利于减肥，建议正常成人每日摄入的食用盐量不超过 6 g，肥胖者每日食用盐的摄入量最好控制在 1~3 g。

（8）多食杂粮。杂粮不仅可以增加人体的饱腹感，加快胃肠蠕动，而且可以降低体内的胆固醇浓度，有助于减肥。

（9）多食菌菇类。菌菇类含有丰富的膳食纤维，同时也是低脂高蛋白食物的代表，既可以增加饱腹感又有利于排出体内毒素及油脂，而且其口感非常有嚼劲，可以作为肉类的替代食物。

（10）七分饱即可。减肥期间要注意控制吃饭速度，尽量细嚼慢咽，给胃肠充足的反应时间，当不再有饥饿感但仍然意犹未尽时就是七分饱的感觉了。

51. 减肥期间可不可以吃肉？

实际上，减肥期间是可以吃肉的。

若长期不吃肉很容易出现营养不良、贫血等，反而不利于健康。但并不是所有的肉都适合减肥期间吃，减肥期间尽量选择鸡胸肉、牛瘦肉以及猪瘦肉，注意不能吃肥肉，同时在烹饪方式上可以选择水煮、清蒸，避免油炸。

52. 减肥期间能不能吃糖？

减肥期间应尽量避免糖分的摄入，因为糖中含有大量的能量，当机体无法完全消耗时，多余的能量则会以脂肪的形式储存下来，非常不利于减肥。但低血糖者除外，此类人群出现低血糖症状时，进食糖可以快速提升血糖水平从而缓解症状。

53. 碳水化合物、脂肪、蛋白质在三餐中如何分配？

在确认这三种物质在三餐中的分配之前，我们需要计算出每日自身所需总能量，然后按照 3∶4∶3 的比例进行三餐能量分配，最后按照这三种物质在每餐能量中的占比计算出每种物质在每餐中应摄入的能量。

中国营养学会建议，正常成年男性轻中体力劳动者每日摄

入的总能量应为 2 400~2 700 kcal，成年女性轻中体力劳动者为
2 100~2 300 kcal。对于肥胖者而言，依据相关指南推荐的低膳食纤
维计划，每日应减少摄入能量 500~1 000 kcal，即成年男性每日摄入
1 400~2 200 kcal，成年女性每日摄入 1 100~1 800 kcal，则分布到三餐
的能量分别为：男性 420~660 kcal，560~880 kcal，420~660 kcal；女性
330~540 kcal，440~720 kcal，330~540 kcal。

健康饮食推荐通过碳水化合物类食物摄入的能量占总能量的
45%~65%，通过蛋白质摄入的能量占总能量的 15%~35%，通过脂肪摄
入的能量占总能量的 25%~35%。

54. 减肥期间什么样的早餐更好？

"一日之计在于晨"，早餐是非常重要的，不能为了减重而放弃早
餐，否则一整天的工作和学习都会受影响。早餐的选择应在简单方便
的基础上保持营养均衡，要以高蛋白低脂饮食为主，在计算好自身摄入
能量值的基础上选择早餐。主食类可以选择全麦面包、燕麦片、玉米、
红薯；加 1 个鸡蛋；饮品可以选择牛奶、酸奶、豆浆、蔬菜汁；果蔬可
以选择苹果、香蕉、草莓、黄瓜及番茄等。

55. 为什么不能吃"洋快餐"？

所谓的"洋快餐"往往是高脂肪、高能量的食物，它们中大多数是
经过腌制、油炸、熏烤等步骤制作而成。从营养学角度讲，快餐类食品
中精白面类和肉类较多，蔬菜、豆类、全谷物类的含量较少，营养成分
相对单一。

从健康层面看，畜类肉的脂肪含量较高，并且以饱和脂肪酸为主，
当摄入量过多时，容易对心血管系统造成危害。而精制主食中维生素

及矿物质相对缺乏,而且碳水化合物类食物摄入过多易造成脂肪的过度合成,加重胰岛素抵抗,增加糖尿病的风险。

56. 为什么要多食用膳食纤维?

膳食纤维(dietary fiber)是指食物中不能被人体消化酶所消化的且不被人体吸收利用的物质。虽然它们不能被吸收,也不提供能量,但是却具有重要的功能。

膳食纤维主要分为水溶性与非水溶性。水溶性膳食纤维可溶于水,吸水之后会膨胀,变得黏稠。比如燕麦片。而非水溶性膳食纤维虽然不溶于水,但是它的存在会使食物的体积变大,从而增加饱腹感、刺激肠道蠕动。

当然,膳食纤维的作用远远不止这些。

在人体中,有一种叫作胆汁酸的物质,它可以促进人体对脂肪的吸收,而膳食纤维可以吸附胆汁酸,相应地,脂肪的吸收率也会下降,有利于肥胖人群控制血脂、降低冠心病的发生率。

由于膳食纤维不提供能量,也帮助减少了碳水化合物的摄入量,因此对于合并糖尿病的肥胖人群,摄入膳食纤维可以有效地减轻胰腺的"压力",控制血糖的升高。

57. 哪些食物富含膳食纤维呢?

实际上,富含膳食纤维的食物不仅有蔬菜类,膳食纤维还存在于其他多种食物之中(见表3-2)。

表3-2 富含膳食纤维的食物

品 类	名 称
蔬 菜	菠菜、莜麦菜、西蓝花、蒜苗、白菜薹

续表

品　类	名　称
粗　粮	燕麦（5.3%）、黑米（3.9%）、玉米（2.9%）
菌　菇	银耳（30.4%）、木耳（29.9%）、口蘑（17.2%）
坚　果	杏仁（19.2%）、核桃（9.5%）、板栗（1.7%）
豆　类	蚕豆（3.1%）、豌豆（3.0%）、豆角（1.5%）

58. 膳食纤维吃得越多越好吗？

膳食纤维的摄入并不是越多越好，过量摄入对人体并无益处。

膳食纤维可以与铁、钙、锌等矿物质相结合，长期过量摄入膳食纤维会影响矿物质的吸收。而且过量的膳食纤维带来了十足的饱腹感，也会影响摄入其他类别的食物，导致营养不良。

对于正常成年人而言，每天摄入 30 g 膳食纤维是足够的。以木耳为例，木耳的膳食纤维含量约为 29.9%，也就是摄入 100 g 木耳的话，可以提供接近 30 g 的膳食纤维。当然，这种算法并不适宜于日常食谱，因为并不建议通过食用单一种类的食物去达到膳食纤维的摄入标准，我们需要多样的食物来满足人体的需要。

59. 只吃蔬菜、水果可以减重吗？

可以，蔬菜、水果可以提供人体所需的维生素、矿物质和膳食纤维，而且会有强烈的饱腹感，是减重人群的理想食物。

但是，蔬菜、水果不足以提供人体所需的全部营养素，这种吃法反而会消耗人体本身的肌肉，造成营养不良。部分人群由于摄入的食物种类过于单一，不吃肉类和主食，可能会出现脱发、精神萎靡还有皮肤松弛，引起继发性疾病，降低了基础代谢率，短期内看着"掉秤"了，但最终也会得不偿失。

还有，也不是什么水果都可以随便吃，没吃对，照样胖。水果中含有大量的糖分，吃太多，则额外摄入过多的能量，可导致肥胖的发生，恢复正常饮食以后体重会反弹得更厉害！

●知识拓展

蔬菜、水果不能代替正餐！

建议在餐前吃水果，因为饭后吃水果等于吃多余的糖，这部分多余的糖容易转化成脂肪储存在体内，反而会发福。但是有些促进消化的水果，如猕猴桃、山楂等，可以在餐后 1 小时左右吃。

含糖较少的水果：苹果、猕猴桃、柑橘、樱桃、李子。

60. 减肥期间不能摄入脂类食物吗?

"不吃脂肪就是减肥"这是一个完全错误的观念。作为人体不可缺少的三大营养素之一，脂肪能够为人体提供能量，保护内脏，参与机体代谢活动，如果总摄入量不足，可能会诱发以下健康问题。

（1）营养不良。脂肪参与人体代谢活动，脂肪总摄入量不足时，很容易造成营养不良。尤其是老人，食物摄入量减少，消化能力衰退，更易出现营养不良问题。还可能出现干眼病、夜盲症、骨质疏松等。

（2）皮肤状态差、脱发。节食减肥导致营养不良，会造成脸上皮肤干枯、暗淡，脸上和身上的皮肤缺少了脂肪的支撑还会变松弛；头发的质量也会受到影响，出现细弱、干枯等情况，甚至发生脱发。

（3）影响月经及生育。脂肪摄入量不足对女性的影响更大。当体内脂肪含量低于一定水平时，就会导致雌激素和孕激素供给跟不上，从而导致月经紊乱。过度减肥还可能造成女性卵巢功能下降，经量变少，月经提前或推迟，甚至出现闭经情况，严重的还会导致卵巢早衰等问题。所以在减肥期间，我们也是需要适量摄入脂类食物来维持身体的"运作"。

61. 如何选择脂类食物呢？

（1）各类烹调油换着吃。食用油可以选择亚麻籽油、茶油、橄榄油、花生油、葵花子油等植物油，每天 20~25 g，经常更换种类，从而摄入多种不饱和脂肪酸。

（2）适量吃坚果。坚果脂肪含量高，一把去壳坚果脂肪含量约等于 15 g 食用油。但是坚果每天不能吃多，一小把就够。我们需要尽量选择原味的坚果，少吃盐焗、奶香、椒盐等调味后的坚果。

（3）经常吃海鱼或瘦肉。沙丁鱼、鲭鱼、鳟鱼等深海鱼含有丰富的 ω–3 脂肪酸，可以优先选用。动物性食物首选鱼类，其次选禽肉，再其次选瘦的畜肉。

（4）少吃甜点。一些饼干、酥皮点心、蛋挞、牛角面包、曲奇等食物中含有大量的反式脂肪酸，多吃容易加重患心血管疾病的风险。

（5）少吃动物脂肪。比如猪油、牛油含饱和脂肪酸多，红烧肉、五花肉、牛腩好吃，但在减肥期间应尽量少吃。

62. 想控制饮食，但是担心会饿肚子怎么办？

很多人觉得自己胖，天天蹑手蹑脚地上秤，一边说着要少吃，要运动，但是看到色香味俱全的东西依旧欲罢不能，要想通过控制饮食来达到理想体重，但是又纠结，万一肚子饿了怎么办呢？吃还是不吃？如何吃？毕竟"人是铁，饭是钢"。下面给大家介绍一些减少饥饿感的方法，只要坚持，一定会有不错的效果。

（1）先喝汤、喝水后吃饭。饭前喝汤有助于食物的稀释和搅拌，给肠道增加"润滑剂"，在满足食欲的同时，也可以减少进餐量。喝汤也有讲究，高血压、糖尿病、高脂血症和胃肠不好的患者不宜进食过咸、过甜、过油和脂肪含量过高的汤。

（2）进食膳食纤维含量较高的食物。如芹菜、红萝卜、西蓝花、南瓜、牛油果、番石榴、粗杂粮、豆类、菌类、藻类等。在进食含有丰富膳食纤维的食物时，需要反复多次咀嚼，会刺激下丘脑饱食中枢，减少进食量。膳食纤维具有吸水性，可以预防便秘，同时还能抑制胃的排空，避免胰岛素大量分泌，降低餐后血糖，减少脂肪合成。

（3）少量多餐，把每天进食的次数增加到4~5餐，这样有利于维持胃的容量，减少饥饿感。

（4）实在饿得不行，可以在两餐之间适量饮水，进食番茄、黄瓜等食物增加饱腹感。

（5）多做运动、看电影等，分散对食物的注意力，这样的精力分散法可以消除产生食欲的机会。

（6）其实有一部分人的饥饿只是心理反应，而不是生理反应，只要适应一段时间，养成新的饮食习惯，这种心理反应就会慢慢消失。

63. 减肥过程中如何增加饱腹感？

当人体感觉饿了，就会寻求食物，有吃东西的强烈欲望；一旦感觉饱了，就会自动停止进食，一段时间内也不再想吃东西，这就是饱腹感。

不同的食物，它们的能量密度、体积大小、纤维多少、消化难易程度等都不相同，都会影响饱腹感。在含有同等能量的前提下，食物的能量密度越低、体积越大、纤维越多、消化越难，那么食物的饱腹感就越强。

为了测试哪种食物能够提供最佳的饱腹感，有研究者们专门制定了一个饱腹感等级，称饱腹指数，即吃同等能量的食物，看看吃哪种食物不容易饿。研究发现，膳食纤维、蛋白质含量较高、体积较大、水分多而脂肪少的食物饱腹指数高，比较容易"骗饱"胃。

那么在减肥过程中，如何增加饱腹感呢？

首先，建议改变进食的顺序，先吃蔬菜，再吃鱼、肉等主菜，最后吃主食——米饭、面包等。原理在于主食都含有大量碳水化合物，空腹吃会令血糖飙升，人体大量分泌胰岛素，促进体脂的合成；而蔬菜含大量膳食纤维，先吃可以预防血糖迅速上升，增加饱腹感，并能抑制人体吸收脂肪。

同时，可以利用饱腹感的原理对日常饮食进行调整，在同等能量的情况下，选择饱腹感强的食物，如蒸土豆、燕麦粥、糙米饭、全麦面包等食物，让自己在保证不饿肚子的同时，又能保证营养。此外，葡萄、苹果、橙子等水果的饱腹指数也比较高。

64."吃到七分饱"是一种什么样的感觉？

减肥期间少吃不等于吃太少，而七分饱对于人体来说是一个刚刚好的量。那么怎样才叫七分饱呢？当胃里面还没有觉得满，但对食物的热情已经有所下降，主动进食速度也明显变慢时，如果在这个量停下进食，人既不会提前饥饿，也不容易肥胖，这就叫作七分饱。

除了正确的吃饭顺序，还有别的小细节也能影响你的进食量，限制能量摄入。比如吃饭时细嚼慢咽，一顿饭时间不少于 20 分钟。胃将

"吃饱"这一信息传递给大脑需要一定的时间,如果吃得太快,大脑会来不及接收信息,就容易出现吃撑的状况。同时,两餐时间间隔 4~6 小时,可以让胃有充分的时间来消化上一顿食物,这样不会没胃口,也不会饿过头。

65. 一天只吃一顿可以减重吗?

一天只吃一顿,就能瘦成闪电?大错特错,每天只吃一顿,一不小心就要吃过量,同时空腹的时间过长,两餐之间的时间隔得太久,体内的调节系统会自动提高吸收率,吃下去的东西身体照单全收,统统被吸收。

长时间不吃东西,身体还会释放更多的胰岛素,产生饥饿感,此时一旦将"减重"二字抛于脑后,暴食后反而越来越胖。每天只吃一顿,时间久了还容易导致低血糖、胃肠道疾病、营养不良等。

66. 轻断食是可行的吗?

轻断食定义

即间歇式断食(5+2模式),指1周时间里其中5天相对正常进食,2天(非连续)则摄取平常能量的1/4(男性约600 kcal/d、女性约500 kcal/d)的膳食模式。

轻断食饮食控制减肥法是时下较为流行,也是受国际认可的方法,我国权威指南《中国肥胖预防和控制蓝皮书》中也推荐过此方法,指出:"5+2 轻断食"可改善体重和代谢,不会有严重的不良反应。虽说是正常吃,但不是让你没有节制地吃。

轻断食会带来哪些改变呢？

（1）降低糖尿病、癌症等疾病的发病风险。

（2）改善情绪、抗衰老。

（3）方法简单，易于坚持。

（4）不会降低生活品质。实行轻断食减肥法，部分人的舒张压、体重、体脂率有所下降，果糖胺、糖化血红蛋白浓度低于断食前，可以明显改善超重者的机体应激状态，提高胰岛素敏感性、降低餐后血糖，有助于减少超重相关并发症的发生。

轻断食不适宜人群有孕妇、儿童，以及1型糖尿病患者、食欲障碍患者和有基础疾病的患者。

轻断食也存在一定的风险，轻断食日可能会发生低血糖、胰岛素分泌延迟、胰岛素敏感性降低、血糖控制不佳。

67. 体重轻了，是不是可以代表瘦了？

如今许多减肥方法或者减肥机构都标榜自家量身打造的瘦身计划如何好，每周可减轻多少千克，一个月掉秤几千克，实际上体重数值的变化并不代表减肥绝对成功了，体重包括了人体内的水分、肌肉、骨骼、脂肪和器官重量，单一地从体重来看，并不能反映减肥的进度，应该详尽地记录饮食、腰围、臀围、臂围、体重等，以便于观察减肥效果。

最容易交"智商税"的减肥方法就是蒸桑拿，只是因为蒸桑拿后体内大量水分丢失，脱水而使体重数值降低，但脂肪还在，体脂率依旧不变，过后再喝水，体重还是会恢复原样。在减肥初期的3~6个月，脂肪不宜减少，减少的是体内的水分和碳水化合物等。

68. 如何看食品营养标签?

营养成分表是食品营养标签的核心，是一个包含食品能量和营养成分名称、含量和占营养素参考值（NRV）百分比的规范性表格。那我们具体如何通过食品营养标签来选择食品呢?

（1）看能量。能量有卡路里（cal）和焦耳（J）两种单位，如果觉得换算麻烦，可以记住一个参照物：100 g 米饭（普通大小碗的一碗米饭），含有能量约 116 kcal 或 487 kJ，可以换算出"这包零食相当于几碗饭"，再进行合理选择。

（2）看钠。钠摄入过多对健康无益，根据国家规定，每 100 mg 或每 100 ml "低钠食品"中钠含量应等于或低于 120 mg。

（3）看蛋白质。蛋白质是人体必需的营养物质，尽量选择低能量、高蛋白的食物。

（4）看碳水化合物。碳水化合物摄入过多会加重肥胖，应选择碳水化合物含量较低的食物。

（5）看脂肪。优先选择标注为"0 反式脂肪酸"的食物。

注意：看营养成分表时要先明确"单位重量"。一般包装食品的营养成分表是以每 100 克（g）或 100 毫升（ml）为单位标注，也有按整包装或每份为单位标注的，需要换算后才能正确评估食品能量和营养成分的总含量。

69. 肥胖伴糖尿病人群的饮食计划如何制订?

糖尿病患者营养治疗的首要措施是控制每日的能量摄入，应根据身高、体重、性别、年龄和活动状况来确定能量摄入量。建议每日摄入量保持在 25~30 kcal/kg（标准体重），肥胖人群应酌情减少 5 kcal/kg

（标准体重）。

比如，身高170 cm的人，他的标准体重（kg）=身高（cm）–105，也就是65 kg。那么他的每日能量摄入量应该保持在1 625~1 950 kcal。

对于肥胖伴糖尿病的人群而言，不仅需要控制饮食摄入量，而且需要控制饮食种类。

（1）碳水化合物类。碳水化合物是人体的主要供能物质，肥胖伴糖尿病的人群在进食时应注意尽量少食低膳食纤维的碳水化合物类食品、精加工的谷类食品（如白米饭、通心粉和白面包）及蔗糖，尽量多食用含大量膳食纤维的碳水化合物类食品，特别是豆类和全麦类食品。

（2）蛋白质类。蛋白质按食物来源可分为植物蛋白和动物蛋白两大类。植物蛋白类食品中以谷类为代表，含蛋白质10%左右。动物蛋白类食品中，以蛋类及肉类为代表，蛋类含蛋白质11%~14%，新鲜的禽、畜和鱼的肌肉含蛋白质15%~22%。动物蛋白和豆类蛋白质在人体的吸收利用率均较高，它们都属于优质蛋白质。

（3）脂肪类。脂肪的主要食物来源有食用油、动物肉和内脏、各类坚果等。脂肪产生的能量很高，每克脂肪产生的能量为9 kcal，对于超重或肥胖者，脂肪供能比不能超过30%。可以适当提高不饱和脂肪酸摄入量，但其供应的能量占总能量不宜超过10%。同时也要限制胆固醇摄入，每天不超过300 mg。

（4）膳食纤维类。新鲜的蔬菜、水果中含有丰富的膳食纤维，推荐每日膳食纤维摄入量25~30 g。

70. 肥胖伴脂肪肝人群的饮食计划如何制订？

脂肪肝定义

脂肪肝又称为脂肪性肝病，是一种由环境因素、遗传因素和代谢应激等多种病因引起的肝损伤，并以肝细胞脂肪变性和脂肪堆积为特点的临床综合征。其临床表现轻者无症状，重者病情凶猛。

一般而言，脂肪肝属可逆性疾病，早期诊断并及时治疗常可恢复正常。人的肝内总脂量，约占肝重的5%，内含磷脂、甘油三酯、脂肪酸、胆固醇及胆固醇脂。而患脂肪肝者，总脂量可为40%~50%，主要是甘油三酯及脂肪酸，而磷脂、胆固醇及胆固醇脂只少量增加。

目前我国居民脂肪肝的三大病因是肥胖、糖尿病、酗酒，而脂肪肝与肥胖的关系更为密切。饮食治疗是大多数肥胖合并脂肪肝者治疗的基本方法，也是预防和控制脂肪肝病情进展的重要措施。因此，应该制定并坚持合理的饮食制度：

（1）注意饮食规律。饮食无规律，如经常不吃早餐，或者三餐饱饥不均会扰乱身体的代谢动态，为肥胖和脂肪肝的发病提供条件。有研究表明，在一天能量摄取量相同的情况下，固定于晚间过多进食的方式比有规律地分3次进食更容易发胖。

（2）控制总能量。对正常体重者，轻体力工作者能量可按每千克体重120 kJ供给；体重超重者按每千克体重80~100 kJ供给。

（3）限制脂肪的摄入。供给脂肪的标准按每千克体重0.5~0.8 g，同时要限制高胆固醇类食品，如脑髓、鱼子、肥肉、动物内脏等。烹饪用以不饱和脂肪酸为主的植物油。

（4）供给足量优质蛋白质。蛋白质能帮助肝内脂肪运转，因此摄入量要充足，按标准体重每千克给 1.2~1.5 g。可选用脱脂牛奶、少油豆制品，如豆腐、豆腐干，以及牛瘦肉、鸡肉、兔肉、淡水鱼肉、虾肉等。

（5）控制碳水化合物的摄入量。过量摄取碳水化合物，可刺激肝脏合成大量脂肪酸，是造成肥胖和脂肪肝的重要因素。因此，相对于降低脂肪摄入量来说，控制碳水化合物的摄入量也是十分必要的。

（6）选择高膳食纤维类的食物。高膳食纤维类的食物有助于增加饱腹感及控制血糖和血脂，这对于因营养过剩引起的脂肪肝尤其重要。高膳食纤维类的食物主要有玉米麸、粗麦粉、糙米、坚果、豆类、香菇、海带、木耳、鸭梨、魔芋等。

（7）摄入足够的维生素。肝功能不好时贮存维生素的能力降低，如不及时补充，就会引起体内维生素缺乏。为了保护肝细胞，应多食富含维生素的食物，如新鲜蔬菜及水果——柑橘、苹果、香蕉、草莓等。

（8）多饮水。一般成人每日需饮水 2 000 ml，老年人 1 500 ml，肥胖者因体内水分比正常人少 15%~20%，故每日饮水量应为 2 200~2 700 ml，平均每 3 小时摄入 300~500 ml；饮用水的最佳选择是白开水、矿泉水、净化水以及清淡的茶水等，不可以用各种饮料、牛奶等代替饮水。通常建议饭前 20 分钟饮水，可增强胃的饱腹感，降低食欲，减少进食量从而达到减肥效果。

（9）戒酒。酒精对肝细胞有毒性，能降低肝脏外运脂肪的能力，导致脂肪在肝内堆积，引起或加重脂肪肝。因此，如果已经发生脂肪肝，就必须戒酒。

71. 肥胖伴痛风人群的饮食计划如何制订？

痛风的定义

痛风是一种由于嘌呤生物合成代谢增加，尿酸产生过多或因尿酸排泄不良而致血中尿酸升高，尿酸盐结晶沉积在关节滑膜、滑囊、软骨及其他组织中引起的反复发作性炎性疾病。

一周食谱推荐见表 3-3。

表 3-3　一周食谱推荐

餐	别	食 谱
星期一	早餐	牛奶、白米粥、凉拌黄瓜
	午餐	白米饭、番茄炒蛋、菠菜汤
	晚餐	肉丝香菇、面条
星期二	早餐	酸奶、面包片、凉拌土豆丝
	午餐	白米饭、黄瓜木耳汤、香菇油菜肉丝
	晚餐	白米饭、蒜薹炒蛋、青菜汤
星期三	早餐	牛奶、花卷、凉拌萝卜丝
	午餐	白米饭、番茄蛋汤、炒蘑菇
	晚餐	白米饭、青椒炒肉丝、紫菜汤
星期四	早餐	薏米粥、鸡蛋、海带丝
	午餐	蔬菜水饺、紫菜汤、番茄炒蛋
	晚餐	白米饭、蒜苗炒肉丝、海带汤
星期五	早餐	牛奶、苏打饼干、胡萝卜丝
	午餐	白米饭、土豆炒肉丝、香菇油菜汤
	晚餐	绿豆粥、醋熘白菜、紫菜蛋汤
星期六	早餐	牛奶、黄瓜丝
	午餐	白米饭、洋葱炒蛋、青菜豆腐汤
	晚餐	香菇青菜面、水煮鸡肉丝
星期日	早餐	白米粥、凉拌豆腐、土豆丝
	午餐	白米饭、黄瓜木耳汤
	晚餐	素包子、青椒炒肉丝、番茄蛋汤

注意事项：

（1）控制进食总量，消除超重或肥胖。

（2）低脂、低嘌呤饮食，严格限制肉汤和动物内脏。

（3）多饮水，尿酸的主要排泄器官是肾脏，多饮水能增加尿量，降低尿酸浓度，促进尿酸排出，防止形成结石，一般6~8杯/天。

（4）多吃碱性食物（蔬菜、水果、奶类），尿酸为酸性，碱性食物的代谢产物为碱性，可以促进尿中尿酸的溶解，促进排出，防止形成结石。

（5）低盐饮食。食盐中的钠能促进尿酸沉淀，且痛风患者多有高血压。

（6）禁酒。乙醇能促进嘌呤转化为尿酸，饮酒是痛风发作的主要诱因。

（7）因长期禁食嘌呤含量较高的食物而限制了肉、禽、鱼类的摄入，可能引起铁等营养素的缺乏，因此可以服用营养素补充剂。

（8）勤洗澡，尿酸可以通过皮肤排泄。

72. 肥胖相关性高血压人群的饮食计划如何制订？

肥胖相关性高血压定义

肥胖相关性高血压的重要特征为高血压的发生与肥胖密切相关，控制体重能有效降低血压。高血压与肥胖的关系可以是血压升高继发于肥胖，也可以是血压升高先于肥胖，目前临床上并未予以明确区分，统称为肥胖相关性高血压。

对于肥胖相关性高血压患者，饮食计划的制订应遵循如下原则：

（1）控制总能量摄入，逐渐减少其每日摄入的能量，以每周减肥

0.5~1.0 kg 为宜。

（2）控制脂肪及胆固醇摄入，胆固醇< 300 mg/d，建议脂肪提供的能量占总能量比例的 15%~20%，避免吃高胆固醇的食物，如动物内脏、海鱼、蛋黄、肥肉、全脂奶粉等。

（3）控制碳水化合物的摄入，建议占总能量比例的 45%~65%；多摄入含复合碳水化合物的食物如燕麦、玉米、荞麦等粗粮，少摄入精制糖含量高的食物如糖果、含糖饮料、冰淇淋等。

（4）增加蛋白质的摄入，建议提供的能量占总能量比例的 15%~35%，可摄入鸡蛋蛋白、豆类及豆制品、瘦肉、鱼类等高蛋白食物。

（5）增加膳食纤维的摄入，即多摄入水果、蔬菜、燕麦等膳食纤维含量高的食物，可起到降低胆固醇的作用。

（6）注意维生素的摄入。维生素 C 可增加血管的弹性，防止血管硬化，适当多摄入维生素 C 还可以使胆固醇氧化成胆酸排出体外。富含维生素 C 的食物主要有：猕猴桃、鲜枣、苦瓜、大蒜、深绿色蔬菜等。维生素 E 有调节血小板黏附力及聚集作用，可降低心肌梗死及中风的危险。维生素 E 含量丰富的食物有：植物油、坚果类、种子胚芽等。维生素 B_6 与脂肪代谢有关，适度补充 B 族维生素补充剂，对神经调节有益，因此可适当服用 B 族维生素补充剂。

（7）增加矿物质的摄入

①增加钙的摄入。钙对高血压的治疗有一定的作用，以每天摄入 1 000 mg 为宜，含钙丰富的食物有黄豆及其制品、核桃、牛奶（脱脂）、花生、鱼、芹菜等。

②增加镁的摄入。血镁降低能使血管紧张度增高，导致血压升高。故我们应该注意镁的摄入，镁含量丰富的食物有：豆类、桂圆、菠菜、豆芽、香菇等。

③增加硒的摄入。硒有保护心血管的功能，含硒高的食物有大蒜、

洋葱、茶叶等。

（8）限制钠的摄入。钠摄入量过高会增加心的排出量，使血压增高。食盐中钠的含量很高，因此应将食盐控制在每天 2~5 g，并且避免摄入腌肉、腌鱼、加工制品等含钠量高的食物。

（9）多吃保护心脑血管的食物，如黑木耳、紫菜、茄子、核桃、香菇、洋葱、大蒜、葡萄等。

（10）禁烟限酒，可少量饮用红葡萄酒。

73. 肥胖伴高脂血症人群的饮食计划如何制订？

> **高脂血症定义**
>
> 　　由于脂肪代谢或运转异常使血浆中一种或几种脂质高于正常范围，又称为高脂蛋白血症。

高脂血症是很多心脑血管疾病，如冠心病、脑出血、脑梗死、高血压等疾病的重要危险因素，而合理的膳食结构是维持脂质代谢平衡的重要措施，因此对于高脂血症患者其饮食结构应遵循"四低一高"原则，即低能量、低脂肪、低胆固醇、低糖及高纤维膳食。

（1）低能量饮食。有利于减轻体重，同时肥胖者更应注意饮食有节，避免暴饮暴食，不吃过多甜食，争取每周降低体重 0.5~1.0 kg。

（2）可见的脂肪不要吃。减少动物性脂肪的摄入，如猪油、肥猪肉、黄油、肥羊肉、肥牛肉等。许多肉会有皮和肥肉，应在吃以前先把皮和肥肉去掉，并把裹粉炸的食物外层的裹粉去掉；吃蛋糕时应去掉外层及夹层中的奶油。喝排骨汤、鸡汤时先将浮油捞掉。

（3）额外油脂不要加。吃面包时不要涂奶油、花生酱；吃面时不要加太多香油、花椒油、猪油或肉臊。而花生、瓜子、核桃、杏仁、松仁等均含有大量"看不见的脂肪"，要知道15粒花生、30颗瓜子、2个核桃都基本有相当于10 g纯油脂（约1勺油）的含脂量。所以吃这些所谓的零食一定要有所节制。

（4）限制膳食胆固醇的摄入。忌食胆固醇含量高的食物，如动物脑、肝、肾，蟹黄、鱼子、蛋黄、松花蛋等。

（5）增加膳食纤维的摄入。膳食纤维可以促进胆固醇排泄，减少胆固醇合成，能有效降低血胆固醇。所以食物应避免过细过精，每日膳食不能缺少蔬菜、水果、粗粮等高膳食纤维食物。蔬菜每天要吃500 g，而水果至少应该有2种。

运动

74. 什么是有氧运动和无氧运动？

有氧运动也叫作有氧代谢运动，是指人体在氧气充分供应的情况下进行的体育锻炼。有氧运动的好处是：可以提升氧气的摄取量，能更好地消耗体内多余的能量。特点是强度低、有节奏、持续时间较长。要求每次锻炼的时间不少于1小时，每周坚持3~5次。通过这种锻炼，氧气能充分酵解体内的糖分，还可消耗体内脂肪，增强和改善心肺功能，预防骨质疏松，调节心理和精神状态，是健身的主要运动方式。常见的有氧运动项目有：瑜伽、步行、慢跑、滑冰、游泳、骑自行车、打太极拳、跳健身舞、做韵律操等。

无氧运动是指肌肉在"缺氧"的状态下高速剧烈的运动。无氧运动大部分是负荷强度高、瞬间性强的运动，所以很难长时间持续，而且疲劳消除的时间长。无氧运动是相对有氧运动而言的。在运动过程中，身体的新陈代谢是加速的，加速的代谢需要消耗更多的能量。人体的能量是通过身体内的糖、蛋白质和脂肪分解代谢得来的。在运动量不大时，比如慢跑、跳舞等情况下，机体能量的供应主要来源于糖的有氧代谢。以糖的有氧代谢为主要供应能量的运动就是我们说的有氧运动。当我们从事的运动非常剧烈，或者是急速暴发，例如举重、百米冲刺、摔跤等，此时机体在瞬间需要大量的能量，而在正常情况下，有氧代谢是不能满足身体此时的需求的，于是糖就进行无氧代谢，以迅速产生大量能量。这种状态下的运动就是无氧运动。

实际上，并不存在"纯有氧"或者"纯无氧"运动，两者之间没有明确的界限，也很少独立存在，更多时候在互相重叠，以某一种形式为主。一项运动是有氧还是无氧与个人的身体状况和训练水平有关。比如举重练习，初学者训练时可能有无氧代谢参与，而对一个职业力量选手来说也许只是热身，相当于有氧运动。

75. 哪种运动更适合减重？

应该说所有的运动都可能帮助患者减重、增进健康。运动疗法虽然是健康、有效的减重方法之一，但减重运动是一种需要长期坚持的运动，而不是快速的竞技类运动，也并非适用于所有肥胖症患者，也有适应证与禁忌证。在选择运动项目时，需要因人而异，根据年龄、性别、文化背景、个人生活及运动习惯、体质等不同而酌情选择。运动项目不必是单一的，可以组合、交换，或多种形式交替进行，但要避免过度激烈紧张的剧烈运动，尽量选择自己感兴趣、简单方便、利于长期坚持的项目。

散步

散步是非常适合肥胖症患者的运动方式，主要有以下好处：

（1）消除疲劳。散步能放松血管平滑肌，缓解头部血管痉挛、减轻头痛，改善大脑皮质的兴奋、抑制和调节过程，从而达到消除疲劳、放松、镇静、清醒头脑的效果，有助于消除疲劳、防治神经衰弱、改善失眠和抑郁情绪。

（2）改善胃肠功能。散步时腹部肌肉收缩，呼吸略有加深，加上腹壁肌肉运动对胃肠的"按摩作用"，消化系统的血液循环会促使胃肠蠕动增加，消化能力提高。因此，散步有助于防治消化不良和胃肠道疾病。

（3）改善呼吸功能。散步时肺通气量比平时提高，有利于锻炼呼吸系统功能。

（4）改善心血管功能。步行时两条腿持续运动，下肢肌肉收缩，增加回心血量，加快血液循环，增强心功能。

（5）改善代谢。散步可将全身大部分肌肉骨骼动员起来，有助于促进代谢，消耗体内多余的脂肪，有助于减重、改善血脂、控制血糖。

散步虽有许多好处，但应长期坚持，方可受益。同时注意选择空气清新令人愉悦的环境，如公园、河边、树林等处散步，不宜沿街道、公路散步。并因人而异，量力而行，避免走得太急和过分疲劳。

慢跑

《黄帝内经》中记载："夜卧早起，广步于庭。"早晨跑步有助于身体健康，坚持慢跑对肥胖症患者有以下好处。

（1）增强呼吸功能。慢跑可使肺活量增加，提高肺的通气与换气能力，增强呼吸功能。

（2）增强心功能。慢跑可使血流增快、血管弹性增强、改善心肌营养，使心肌发达，心功能提高。

（3）改善代谢。慢跑能促进全身新陈代谢，改善血脂代谢，预防动脉粥样硬化，延缓冠心病、高血压等慢性疾病进展。

（4）消除病劳。慢跑也可调整大脑皮质的兴奋和抑制过程，消除大脑疲劳，是一种积极的休息方式。

　　慢跑应以循序渐进、持之以恒为原则，以轻松自然的步伐向前行进，速度应依体力而定，宜慢不宜快，从短程开始逐步增大跑步里程。运动量以慢跑后自觉有轻松舒适感，没有呼吸急促、腰腿疼痛、特别疲乏等不良反应发生为宜。

游泳

　　游泳也是肥胖者适宜的运动方式，坚持游泳，对患者有以下好处。

　　（1）增强心功能。人在水中运动时，各器官都参与其中，耗能多，血液循环也随之加快，增加心脏负荷，使心率增快，心脏收缩强而有力。

　　（2）呼吸系统功能提高。游泳促使人呼吸肌发达，胸围增大，肺活量增加。

　　（3）增强免疫力。因为游泳的水要低于体温，在水中时散热快，耗能大。所以在水环境中能够产生寒冷刺激，为尽快补充身体散发的热量，以保持冷热平衡的需要，神经系统便快速做出反应，使人体新陈代谢加快，增强人体对外界的适应能力。所以经常游泳的人就不容易伤风感冒，还能提高人体内分泌功能，使脑垂体功能增强，从而提高对疾病的免疫力。

　　（4）改善代谢。游泳时身体直接浸泡在水中，水不仅阻力大，而且导热性能也非常好，散热速度快，因而消耗热量多。就好比一个刚煮熟的鸡蛋，在空气中的冷却速度远远不如在冷水中快。有实验证明：人在标准游泳池中游20分钟所消耗的热量，相当于同样速度在陆地上的1小时，在14℃的水中停留1分钟，消耗的热量高达10 kcal，相当于在同温度空气中1小时所散发的热量。由此可见，坚持游泳，可逐步消耗体内多余脂肪，保持身材。

　　（5）缓解压力和抑郁。内啡肽是一种使人感觉良好的激素，可改善人们的情绪，而游泳能有效刺激内啡肽的分泌，帮助人们缓解日常的工作、生活压力；此外，游泳还跟瑜伽一样能使人们充分放松自己的身体，要是和有规律的深呼吸结合起来的话，效果会更好。

瑜伽

"瑜伽"是梵文"Yoga"的译音，源于古印度，意思是和谐、统一、相应、结合。瑜伽姿势运用古老而易于掌握的技巧，改善人们生理、心理、情感和精神方面的能力，是一种达到身体、心灵与精神和谐统一的运动方式，包括调身的体位法、调息的呼吸法、调心的冥想法等，以达至身心的合一。

（1）调节食欲。瑜伽特有的胸、腹式呼吸法对控制食欲的脑部摄食中枢有良好的调节作用，防止过度进食。练习瑜伽一段时间后，就会对油腻食品及肉类等瑜伽理论中的"惰性食物"逐渐排斥，转而偏好清淡、新鲜的"悦性食物"。

（2）预防慢性病。借助瑜伽呼吸法配合的各种体位法的姿势，按摩身体内部器官，不仅可促进血液循环，伸展僵硬的肌肉，使关节灵活外，还可使激素分泌平衡，强化神经功能。

（3）维持体重。瑜伽属有氧运动，每周 2~3 次的瑜伽练习，有助于消耗多余的能量，减轻肥胖症患者的体重，进而改善血脂代谢。

爬山

经常参加爬山锻炼，对关节、骨骼和肌肉都有良好作用。爬山可以使骨骼的血液循环得到改善，骨骼的物质代谢增强，使钙、磷在骨骼内的沉积增多，骨骼的弹性、韧性增加，并有利于预防骨质疏松，延缓骨骼的衰老过程，还能提高骨髓的造血功能。爬山时，腿部大肌群参与规律运动，可促进患者血液循环，加强氧交换，也可促使机体消耗多余的能量，利于减重。但超重或肥胖的糖尿病患者进行爬山或登楼梯运动容易损伤膝关节，须谨慎选择。

爬山时，要记着换上宽松的运动衣裤和适合自己的运动鞋，并根据自己的身体状况确定适宜的运动量，在身体允许的情况下逐步加量，并长期坚持，方可受益。

太极拳

太极拳是一种动作柔和缓慢，既可技击防身，又能增强体质的传统拳术。练习时，一方面可锻炼肌肉，舒筋活络；另一方面又能透过呼吸与动作间的相互配合，对内脏加以按摩、锻炼，达到强身健体的作用。坚持练习太极拳，对肥胖者有以下好处。

（1）改善心肺功能。练太极拳要保持呼吸自然沉实，透过深、长、细、缓、匀的腹式呼吸方法，增加胸腔的容气量及递增吸氧呼碳的次数，确保气体充分交换，相对地提高了各器官获得氧气的含量。又因练太极拳时间较长（练一次十四式太极拳约需 20 分钟），此等氧气获得性活动能训练及提高心功能。

（2）预防心脑血管病变。有人对国内一部分老年人进行调查，结果发现经常练太极拳的老年人血压平均为 126/79 mmHg，周围血管硬化发生率为 37.5%，而一般老年人的平均血压则为 155/82 mmHg，周围血管硬化发生率为 46.4%。由此，提示太极拳对于预防动脉粥样硬化、保持心血管系统的正常功能有良好效果。而且，练太极拳需要全神贯注，使大脑皮质兴奋和抑制过程能很好地集中，对改善脑功能、防治老年性痴呆（医学上称阿尔茨海默病）有好处。

（3）防治骨关节病。肥胖症患者容易发生骨关节病如骨质疏松症、骨关节炎等。太极拳的动作涉及全身各主要关节和肌肉群，长期练习可增进关节灵活性、韧带的柔韧性，延缓骨的退行性改变。

76. 有没有能使人快速瘦下来的运动？

没有！

能量消耗不足和能量代谢缺陷是肥胖发生和持续的原因，肥胖不是一蹴而就的，而运动减肥的基本原则是创造并维持人体能量摄取与消耗的负平衡状态，逐步消除多余的体脂。所以想通过运动的方法取得减肥效果，至少要持续 3 个月，且机体吸收、消耗的生理机制是有周期性的。

77. 运动结束后，是不是可以大吃一顿了?

运动后需要吃，但不是让你汉堡薯条、炸鸡啤酒、煎饼果子等各来一套。

身体糖原的合成速度非常快，可以达到 10 mmol/（kg·h），但如果推迟几小时摄入，几乎跟平时无差别。也就是说，此刻身体重建糖原和蛋白质的能力大大增强，吃进去的食物基本都能转化成能量而非脂肪。

因此，最好在运动后 45 分钟内补充能量，越快越好! 但需要注意的是，要选择好摄入的食物以及量。以消耗量＞摄入量为原则，将碳水化合物与蛋白质搭配最为理想，最好以 4 : 1 或者 3 : 1 的黄金比例食用。并且碳水化合物还有利于胰岛素分泌，加快蛋白质被吸收的进程。

78. 只运动可以减肥吗?

不能!

这种做法最多只能做到能量的出入平衡或不增加肥胖程度，其实仅是经常摄入糖分高的饮料、干果、糕点就能使辛苦运动的成果化为乌有。一方面，就燃烧 1 g 的体脂产生的能量来计算，相当于 7 kcal，也就是说仅通过运动来改善肥胖不是非常有效。一般身材的男性，仅仅用走路体脂减少要达量 1 kg 的话，最少要步行 150 km（相当于 210 222 步）。另一方面，单纯控制饮食，也必定会在开始之后的 12 个月，出现体重降低停滞的"适应性"反应。还有，过度的能量摄取限制，会导致蛋白质和骨骼的消耗，使之出现减少。因此，运动疗法和饮食疗法应互相补充。

79. 为什么你运动了之后依然没有瘦呢？

运动减肥的人，问得最多的问题是："为什么我坚持做了 × × 运动，但是没有变瘦？都说运动是最好的减肥方式之一，为什么在我身上就不奏效呢？"

关于运动不见瘦的问题，下面就来分析整理一下其原因。

（1）是否吃得太多？你辛辛苦苦地在跑步机上挥汗了 1 个小时，但是这份努力，也可能在运动后 5 分钟就被一份小吃 / 一瓶饮料抵消了。同时因为运动的感觉很辛苦，人们往往会高估运动消耗的能量，并且运动后饥饿感也会增加，食欲旺盛。

另外，如果你原本的饮食结构很不健康，比如添加糖和油脂摄入量过大，天天吃小龙虾、火锅、冰淇淋、蛋糕的，即使有了运动，整体能量依然处于过剩状态，体重也是不会下降的。管住嘴，真的很重要啊！

（2）是否"动"得更少了？虽然有了运动，但是因为身体疲劳以及内心自我安慰等原因，你可能会在接下来的时间里躺着或坐着休息的时间更长，走动更少。本来爬楼梯的，也换成了坐电梯——结果导致了全天的身体活动量下降了。

（3）是否坚持得不够久？因为高估了运动消耗的能量，很多人期待自己运动两三天体重会有明显的下降，身材明显变苗条——这是不可能的。

因为考虑到刚开始运动，身体为了提供更多氧气，微血管增加，血流量增加——体重可能不降还稍微反增。所以即使你保证了没多吃，正常的运动减肥也要在两三周之后才会略微看到效果。所以，能坚持一个月，基本上你的减肥就成功了 80%。

80. 减重和减脂是同一个意思吗？

两者并不是同一个意思。

实际上，身体的重量不能代表身体胖瘦的程度。体重的多少并不等于你身上脂肪的多少。有些人是由于体内肌肉成分多，导致出现体重很重的一个假象。体重减少，有可能是体内肌肉或水分的减少等情况导致的，这并不叫真正的减肥，只有身体的脂肪率低了，才叫真正的减肥，不然，减下来的并不是脂肪，体重虽然下降了，但是身体的形态却不会往好的方面发展。

81. 为什么脂肪那么难减？

这就必须从脂肪分解代谢需要的条件说起了。脂肪的代谢从大的方面来讲是 38 个化学反应，每个化学反应都需要相应的催化剂，身体内部的化学反应才能进行。而脂肪分解必需催化剂包含 38 种营养因子，用于补充胃排空、肠道吸收、脂肪运输、肝脏代谢、细胞线粒体氧化等等，才能保证脂肪的有效分解。95% 的肥胖都是因为摄入大量能量的同时又缺乏包含脂肪分解必需催化剂在内的多种营养因子。所以，在临床上肥胖是"现代营养不良综合征"的一种典型表现形式，而健康减脂必须满足三大原理：能量负平衡、低升糖、富营养。

能量负平衡：能量负平衡就是人体在摄入能量与消耗能量处于负平衡状态时，人体会动用存储在体内的脂肪，以维持人体生命活动。

低升糖：脂肪不仅来自于油脂，大量的脂肪还可以通过碳水化合物转化而来。胰岛素又被称为脂肪合成素，碳水化合物正是通过大量胰岛素的分泌而转化成脂肪的。所以，采用低升糖指数的食物，使血糖平稳地维持在正常值的下限是减少脂肪合成的重要途径。

富营养：大部分肥胖是营养不均衡导致的，由于在日常膳食过程中缺少脂代谢所需的营养物质，故容易导致营养不良性的肥胖。因此，强化脂代谢所需的各种营养成分，有助于抑制脂肪合成，加速脂肪的分解。

82. 体重好久"不动"了，是遇到平台期了吗？

减肥平台期就是所谓的减肥停滞期，它的出现主要是因为较长时间保持同样的饮食加运动方式，身体逐渐适应并自我调节完善，使其达到了一种"相对平衡的阶段"，导致每天的减肥效果逐渐降低甚至停滞不前。这是由于人在减肥过程中，机体为了维持基础代谢，避免能源的完全耗竭，当体内能量消耗到一定程度时，机体便产生了保护性抑制。减肥平台期是正常现象，每个人在减肥过程中都会出现平台期，只是时间长短不同。

克服平台期最好的方法是随之变化和调整训练计划，加大运动强度和控制能量的摄入。平时你只靠同一种有氧运动减肥，如跑步、游泳，此时便可尝试再加入一种运动或是换一种新的有氧运动，并且再加入局部的无氧训练，如仰卧起坐、哑铃。无氧训练不仅让你的身体更趋结实，而且你的肌肉也不会流失及萎缩。开始阶段肯定会感觉有些吃力，训练5~7天你的身体就能适应这种变化。在减肥平台期内加大运动的强度和密度可以提高人体的新陈代谢率，令能量的消耗提高，减低人体保护功能对能量消耗的适应性，可以有效缩短减肥时间。

83. 遇到平台期应如何安排饮食？

（1）少食多餐。调整饮食首先要注意的就是不可以节食，控制食欲的关键在于有规律地按时进餐，每顿要饥饱适宜。提倡在每日三餐基础上另外添加两顿便餐，食量均以中等为宜。

（2）控制吃饭速度。很多人吃饭的时候都有狼吞虎咽的习惯，这样不但会让自己进食更多的食物，而且很快就会发现自己吃得特别饱，这样不但食物不容易消化，而且也让胃部的空间越来越大，需要更多的食物才能得到满足。所以正确的吃饭方式是细嚼慢咽，让大脑有充足的反应时间，减少食物的摄入。

（3）认真吃早餐。早晨是我们新陈代谢最旺盛的时候，一定要为身体补充足够的能量和营养，所以早餐不但要吃得饱也要吃得好，这样整个上午都不会出现饥饿感，可以有效避免午餐时暴饮暴食，而且还能让身体的代谢水平维持在很高的状态，对减肥有很大帮助。

（4）多吃清淡食物。一般的重口味食物都添加了很多配料，不但会激发我们的食欲，而且能量也很多。此外，重口味的食物也易引发便秘及水肿，降低减肥的效率。相反，养成清淡的饮食习惯更容易控制食欲和食物的能量，能够促进身体排毒，让其变得更加轻盈。

（5）从饮水喝汤开始。吃饭之前应该先以汤类为主，这样我们能够得到更多的饱腹感，抑制住强烈的食欲，相反先吃那些能量比较高的菜肴我们的身体会吸收更多的能量。如果食物中没有汤类的话也可以在饭前一个小时喝一杯清水，能够起到同样的效果。

（6）饭后小建议。吃过东西之后不要马上坐下来，这样既不利于食物的消化，也容易让腹部堆积脂肪；饭后立刻刷牙，这样不但可以保持口腔的清洁，而且也会抑制住更多的食欲。

84. 女性月经期可以运动吗?

月经期是可以运动的，不过不能剧烈运动。月经期1~3天，建议做一些较为轻柔的拉伸运动，如冥想型瑜伽、初级的形体操，或只是一些简单伸展动作。这些轻运动能促进身体血液流通，缓解压力。特别需要注意的是，一定要避免对腹腔施压、避免将腿位抬得过高。如果感到疲劳或发现出血量突增或暴减的情况，须立即停止运动。月经期第4~5天，身体开始恢复，此时可以开始进行慢走、慢跑等有氧运动。整个月经期，运动量要适当减少，运动时间要缩短，频率要降低，原本每周运动4次，月经期运动1~2次即可。避免剧烈运动，如长跑、踢球、跳绳、跳高、跳远等。特别是那些能引起腹压增高的运动，如仰卧起坐、举重、哑铃等。如果腹压突然增大，不仅容易引起出血量改变，诱发或加重月经期间的全身不适，而且会引起痛经和月经失调、妇科感染。月经期时剧烈运动还可能使经血从子宫腔逆流入盆腔，造成子宫内膜异位，引起痛经，日久甚至可能造成不孕。另外，月经期子宫口处于微开状态，细菌易侵入宫腔，增加感染的机会，引起各种妇科炎症，因此月经期不宜游泳。

注意事项：

（1）月经期运动以放松肌肉为主。在生理期，女性朋友们做运动的目的不是为了锻炼身体，而是要放松肌肉，让身体的血液循环更加顺畅，以令经血运行更通畅。

（2）月经期运动避免遇水。在月经期最好不要碰凉水，要注重保暖自己的腹部和双脚，更不能用冷水洗澡和洗头，因而，月经期的运动也要避免游泳、跳水等。

（3）月经期运动避免精神紧张。月经期适量地运动是可以的，因为这样可以活动身体，让血的流通更加顺畅，但如果因为比赛性质的运动而导致自己精神紧张或者是情绪失控，很容易造成内分泌失调，从而导致月经紊乱。因此，月经期要避免参加比赛性质的运动。

85. 运动前后该怎么吃？

（1）运动前的饮食

①选择温热性的食物。如果想要加速脂肪的代谢，可以在运动前1

个小时进食温热性的食物，如胡萝卜、洋葱、韭菜、辣椒、蒜头等，可以有效提高身体的基础代谢率。但肠胃不适的人最好不要食用太多刺激性的温热性食物。

②适量补充碳水化合物。虽然在减重过程中能量控制很重要，但由于运动会消耗体内的能量与水分，如果空腹运动，易产生补偿心理，运动后反而吃得更多，所以如果不是饭后 1~1.5 小时运动，最好在运动前 1 小时补充适量的碳水化合物类食物，如高纤饼干、优酪乳、新鲜水果等容易消化的食物，除了可避免运动后的血糖过度下降引起的不适症状外，也能增加运动的持久性，降低疲劳感与饥饿感。如果运动前还是觉得饿，亦可饮用低糖的饮品，如蜂蜜水或低糖豆奶等。

③依照运动时间长短可饮用 500 ml 以上的温开水。因运动时身体较容易流失大量的水分与电解质，如果不适当适时地补充水分，很有可能会产生脱水现象，危害身体健康，故每隔 10~15 分钟补充一次水分是必需的，最好的选择就是温开水，才能让热热的身体快速吸收、补足水分。切忌饮用冰水，有碍身体的能量代谢。

④喝一杯无糖的咖啡。有研究指出，喝适量的咖啡能提升脂肪的燃烧率，如果能在运动前饮用一杯无糖、不加奶油的咖啡，对于降低体脂率也有帮助。但容易心悸、失眠的人最好不要饮用咖啡，以免造成不适。

（2）运动后的饮食

①摄取充足的水分。运动过后很容易有饥饿感，这时候最好不要马上进食，至少需等到运动完 1 小时以后才吃东西，才不会让在身体中快速流动的血液冲到胃肠道中，阻碍食物吸收或造成不适症状。

②少量的高膳食纤维食品。待运动过后 1 小时，仍觉得肚子饿时，可少量食用全谷物类食物，此类食物可有效帮助身体燃烧脂肪，让减重效果更加显著。如果想要提高细胞的新陈代谢率，可以补充含有胶

原蛋白的食物，如鲜奶、鸡蛋、鱼皮等。

药物

86. 市面上有公司在卖减肥药，真的有用吗？

随着肥胖的人越来越多、减重研究的日趋深入，市面上出现了许许多多不同种类的减肥药，按其作用机制可分为抑制食欲类、抑制肠道消化吸收类、增加能量消耗类。近几年也有国内外临床研究表明，一些降糖类药物，如二甲双胍、阿卡波糖等在一定程度上具有减肥的作用。上述药物多作为处方药出现，需要严格遵照医嘱使用。

市面上也有一些含有天然植物的减肥产品，如大黄、决明子、荷叶、绞股蓝、银杏叶、咖啡等。这些植物的减肥作用机制不尽相同，有增加饱腹感或增加能量消耗、降低血脂、减少脂肪利用率等，以到达减肥的目的，但天然植物有效成分提取鉴定和作用机制的研究困难，所以并不能被视为减肥药，而通常以营养保健品的形式出现在大众视野内。目前，美国食品药品监督管理局（Food and Drug Administration，FDA）只批准了6种减肥药，2015年《肥胖的药物管理：美国内分泌学会临床实践指南》表明，这些药物可以不同程度地减轻体重，但同时也存在不同程度的不良反应。药物治疗并不能取代改变生活方式和手术治疗而成为减肥首选或单一存在的方式。

87. 减肥药对身体健康有影响吗？

减肥药的种类很多，多数还处于临床或临床前研究阶段，按作用机制可分为3类：①增加饱腹感、抑制食欲药物，通常作用于中枢神经或外周神经，通过影响食欲来减少摄食量。②抑制肠道消化吸收药物，主要作用于胃肠道，减少能量吸收。③增加能量消耗药物，作用于代谢过程，加快能量的消耗。

（1）增加饱腹感、抑制食欲

①去甲肾上腺素转运蛋白抑制剂。主要有 4 种：芬特明、安非拉酮、苯甲曲秦、苯非他明。

芬特明：是最早批准用于短期减重（≤ 12 周）的一种拟交感神经胺，是管理肥胖和超重伴体重相关共病个体的辅助药物，其最常见的药物不良反应有口干和失眠，严重者可出现心悸、心动过速和血压升高等。

安非拉酮：与芬特明同年上市，其作用周期、减重效果及药物不良反应与芬特明相似，但处方频率却比芬特明低得多。

苯甲曲秦：国外有病例报道称某中年女性服用苯甲曲秦 2 天后突然发生视网膜中央静脉阻塞，考虑可能与其拟交感神经作用导致血压升高有关，因此该药的安全性仍有待进一步研究。

苯非他明：在肥胖治疗上该药的应用比其他去甲肾上腺素能药物少得多，评估其安全性及有效性的试验数据也很少，需进一步研究以指导临床医师及肥胖患者的合理用药。

②胰高血糖素样肽 1 受体激动剂。利拉鲁肽为最早应用于临床上的胰高血糖素样肽 1 受体激动剂（ GLP-1RA ），2010 年被 FDA 批准用于治疗 2 型糖尿病，利拉鲁肽可通过增加胰岛素释放、抑制胰高血糖素以及大量营养素的吸收和代谢抑制食欲，还可以改善空腹和餐后血糖，增强 β 细胞功能和胰岛素敏感性，甚至延缓 2 型糖尿病的发生，且可降低其他心血管危险因素。常见药物不良反应为恶心、低血糖、腹泻、便秘、呕吐、头痛、消化不良、乏力、头晕、腹痛和脂肪酶活性升高等，严重者可能诱发急性胰腺炎，但总的来说，肥胖人群应用利拉鲁肽是明显获益的。

③ 5- 羟色胺（5-HT）受体激动剂。洛卡色林为 5- 羟色胺受体激动剂，研究表明洛卡色林除了抑制食欲、增加饱腹感的作用外，还具有改善胰岛素抵抗、药物滥用和成瘾相关行为等的潜力，洛卡色林常见药物不良反应有头痛、头晕、疲劳、恶心、口干和便秘等，糖尿病患者在使用后还有发生低血糖风险，使用期间须动态监测血糖，及时调整降糖方案。

（2）抑制肠道消化吸收药物。奥利司他为胃胰脂肪酶抑制剂，是最早（1999 年）被 FDA 批准用于长期治疗肥胖的单药，作用机制为使胃肠道脂肪酶失活，减少膳食中脂肪的吸收，以达到减重的目的。欧洲多中心奥利司他研究显示，随访 1 年，奥利司他组明显比安慰剂组减重幅度大，且观察到低密度脂蛋白胆固醇、空腹血糖、血压等心血管危险因素显著改善。尽管奥利司他应用时间较早，且有数据支持其减重长期（2~4 年）疗效，但事实上，连续服用超过 1 年的患者仍小于 10%，达 2 年者更低于 2%，可能与其导致腹泻、油性便等药物不良反应有关。

（3）增加能量消耗药物。通过增加能量消耗而减重的主要药物为纳曲酮 / 安非他酮复合制剂，2014 年纳曲酮 / 安非他酮被 FDA 批准用于 BMI > 30（kg/m^2）或 ≥ 27（kg/m^2）且伴有肥胖相关共病的患者，纳曲酮 / 安非他酮复合制剂常见的不良反应有恶心、头痛、便秘、头晕、呕吐和口干等。

88. 儿童为什么要慎用减肥药？

对于肥胖者而言，虽然用减肥药可以取得一定的减肥效果，但其造成的不良反应也是不容忽视的。

抑制食欲的药物安非拉酮常见的不良反应是便秘、恶心、呕吐、头痛、口干、头晕、腹泻和失眠，用药剂量大时可引起血压增高甚至抽搐等，长期使用会产生依赖性。芬氟拉明过量可出现恶心、呕吐、腹泻、头痛、头晕、眼球震颤等，近年来也有报道称其可引起心脏瓣膜损害的作用。过量服用氟西丁则有出现焦虑、失眠等副作用，剂量大时甚至可引起癫痫。

促代谢药物甲状腺素除引起蛋白质消耗外，额外的、超过生理需要量的甲状腺素也可引起甲状腺功能亢进症。麻黄碱的不良反应主要是用药后可能出现兴奋、焦虑、不安、失眠、失血升高等。咖啡因除兴奋作用外，还有胃肠功能紊乱、尿量增多、心律失常等不良反应，对容易产生焦虑的患者来讲，咖啡因可诱发焦虑、恐惧及躁狂，剂量大时更为明显，停药时尚可出现停药反应如头痛等。

胃胰脂肪酶抑制剂奥利斯他通常会出现脂肪吸收不良，长期使用可能影响脂溶性维生素的吸收。

尤其儿童仍处于生长发育中，各器官、系统发育不平衡，自身免疫功能也比较低下，因此相对成人而言，减肥药产生的不良反应对其影响更大，因此儿童一定要谨慎使用减肥药。

中医

89. 中医是如何认识肥胖的？

（1）肥胖者的体形特点。《灵枢·逆顺肥瘦》篇曰："广肩腋项，肉薄厚皮而黑色，唇临临然，其血黑以浊，其气湿以迟。"这是说肥胖的人肩部宽厚，肉多，颈项的肌肉松弛，皮肤黑，血颜色深及唇厚等。《黄帝内经》中提出了"三分法"，即将肥胖者分为"脂人"、"膏人"及"肉人"，"膏人"是指腹部脂肪堆积，相当于向心性肥胖的体形；"脂人"指皮肤饱满，虽肥胖但腹不大，属全身上下匀称肥胖；"肉人"指身体肥大皮肉不相离，此类可谓"正格"，不应属肥胖之列。严格划分真正肥胖当属"膏人"一类，此三分法是辨证施治肥胖症最早的分型原则，至今仍有一定的指导意义。

（2）肥胖的发病原因。张景岳在《景岳全书》中明确指出禀赋和饮食是肥胖发病的基本原因。宋金元时期，对肥胖的研究进一步深入，明确了体质和痰湿是肥胖发生的主要原因。到了明清时期，清代陈士铎在《石室秘录》中认为"肥人多痰，乃气虚也。虚则气不能运行，故痰生之"，指出了痰湿和气虚是肥胖的病因。

90. 中药减肥的机制是什么？

中医史料记载，痰湿、气虚是肥胖症的主要病因，因此中医主要通过中药的活血行气、祛湿制水、健脾等功效，使我们的身体气血运行更加通畅，从而把体内堆积的脂肪以及产生的毒素等排到体外。

采用中医减肥，应发挥其过益消泄的优势，在化痰、益气和健脾等方面入手，提高身体的代谢水平，把身体里堆积的"肥肉"变成我们所需的能量，进而甩掉多余的脂肪。

91. 有单纯茶叶成分的减肥茶吗？

茶中含有茶碱、挥发油、膳食纤维、咖啡因、维生素 C 等物质，这些对调节胆固醇、促进脂肪消耗都有不错的效果，是一种较好的健康降脂的饮品。

绿茶：纯正新鲜的绿茶，可以达到帮助消化、去脂解腻的效果。中医认为绿茶味苦，可以促进排泄，而性质属寒，因此推荐在夏天泡绿茶喝，既能够解暑，还能够促进脂肪的代谢，从而减轻体重。

乌龙茶：是一种半发酵的茶，用开水冲泡饮用可以达到降脂、促进胆固醇排泄的功效。中医史料记载其味道微甜，既有茶的功效，又不像绿茶那样味苦，性质较温和，在凉爽的秋天，乌龙茶是一种不错的选择。

92. 听说针灸也可以减肥, 是真的吗?

一些有关针灸减重的临床研究表明, 针灸刺激相应穴位如中脘、下脘、天枢、气海等, 在不同程度上可以减轻患者的体重、腰围以及腰臀比, 而在降低血脂、血糖相应指标的有效性上则需要更多的临床数据来论证。

针灸的方法包括普通针刺、电针、耳针、温针灸、穴位埋线等。其中普通针刺依靠对穴位刺激, 达到抑制食欲、减少膳食摄入、促进机体能量消耗的效果, 但易出现反弹, 疗效难以巩固。而穴位埋线属于复合治疗, 初期与普通针刺有相同的穴位刺激, 后期为生物、化学等复杂刺激, 进而提高代谢率, 抑制食欲, 达到减重目的, 但作用效果较慢。温针灸是在留针过程中将艾炷固定于毫针针柄处点燃, 通过温通效应, 促进体内能量代谢、胃肠蠕动, 减少脂肪吸收, 增加排泄, 以达到减重的目的。为达到持续有效的目的, 在针灸方法的选择上, 可以采用多方法结合使用。针灸方法中, 不良反应多为明显酸胀感、皮下瘀血、硬结、晕针等, 经过相应处理后可恢复。

93. 推拿减肥方法有哪些?

推拿即按摩, 汉代之前称为按跷、跷摩。汉代至明代多称为按摩, 明清以后多称为推拿。它属于中医外治法范畴, 是中医学独具特色的预防、保健、治疗的方法。推拿减肥具有无创伤、无疼痛、不用服药、见效快、费用低的特点, 而且相对于其他疗法, 推拿减肥简单易学, 患者在接受治疗时轻松舒适, 并且在家中就可进行, 所以易被肥胖症患者所接受。推拿具有疏通经络、宣通气血、平衡阴阳、调整人体各器官功能的作用。

推拿按摩的基本手法包括按、揉、推、擦、拿、捏等。按法是用手指指腹、手掌面或肘尖，在一定的穴位或部位上用力地按压，即指按法、掌按法和肘按法。按压时要紧贴治疗部位，不可滑动或移位，以免损伤皮肤，增加患者痛苦。按压的力量应由轻到重，逐渐用力加压，停留一定时间再逐渐轻轻放松上提，不可突然放松。按压以局部出现酸、麻、胀或微痛为宜。此法对于调整经络经气、改善血液循环、增加局部血液和营养供应有一定作用。

揉法是用手指或手掌掌面或掌根部，在体表的一定部位或穴位上，沿着顺时针或逆时针方向做轻柔、缓和的回旋揉动，揉动时带动局部皮肤及皮下组织一起运动。揉法具有活血化瘀、消肿止痛、散结通络、消积导滞、缓解肌肉痉挛的功效。包括单指揉法和掌根揉法。

推法是用手掌面的桡侧面或掌根部着力，在一定的部位上进行单方向的直线运动。操作时指、掌要紧贴皮肤，缓慢而均匀地沿着一条直线运动。本法具有疏通经络、行气活血、消积导滞、消瘀散结的作用，可提高肌肉的兴奋性，促进血液循环，调整经络气血。包括指推法、掌推法、拳推法和分推法。

擦法是用手掌掌面或手指指腹，贴附在一定的部位上，稍加压后，再做快速的往返摩擦，擦至皮肤出现微热潮红为止。做擦法时，要涂抹一些润滑剂，如膏、霜、油之类，这样做，一是可以润滑皮肤，防止擦破皮肤；二是使药物渗透皮肤下，以增强减肥的效果。包括掌擦法、大鱼际擦法和小鱼际擦法。

拿法是用大拇指和示指、中指两指，或大拇指和其余四指相对用力，在一定部位和穴位上进行一紧一松的捏提。操作时腕部放松，力量应由轻到重，连续而有节奏，用力缓和而连贯，接触点在指腹而不是指尖。拿法的力量要适中，被拿的部位多有酸胀、疼痛感。包括三指拿法和五指拿法。

捏法是用拇指和其他手指提捏一定部位的一种手法。其中用拇指和示指提捏称二指捏法；拇指和示指、中指提捏称三指捏法；用拇指和其余四指提捏称五指捏法。操作时，用拇指和示指的指腹或拇指和示指、中指的指腹，或拇指和其余四指的指腹夹住肢体或肌肤，相对用力挤压，并缓缓上提，然后放松，再用力挤压，缓缓上提，放松，重复数遍，并循序移动。本法具有舒筋通络、行气活血、放松肌肉、缓解疲劳的作用。主要用于四肢及颈项部。

94. 中医耳穴、耳针法减肥有效吗？

中医史料记载，耳朵与人体的四肢、躯干、各个器官都有着密切的联系，通过对耳朵上的不同穴位进行刺激，会达到不同的功效。刺激耳郭、耳甲腔这些地方的穴位，可以调节内脏功能和内分泌系统，还能通过影响人体的迷走神经来影响胰岛素的释放，使机体的饥饿感降低，从而影响食欲，以达到减重效果。刺激耳朵上的脑点、饥点、丘脑等穴位，还可以促进代谢、缓解饥饿感，达到减肥的目的。现代中医学家在耳穴、耳针法减肥方面做了不少研究与尝试，取得了一些很有价值的成果。目前，中医耳穴、耳针法减肥效果较为理想，而且简易安全、副作用小，还适用于部分儿童肥胖症患者。

95. 如何评价中药的减肥效果？

多种研究结果表明，中药是可以达到减肥效果的。但要注意的是中药讲究对症下药，在选择应用中药进行减肥时，应了解自己属于中医中的哪种肥胖体质，这是关键所在。例如虚证的患者要采用气血通畅、促进代谢、降脂补虚的中药进行调理，实证的肥胖患者要使用祛湿化痰的中药来应对，这样才能达到较好的效果。若没有对症下药，将会产生不良后果。

与此同时，我们不能单纯依靠中药这一种减肥方法，可以依据自身状况尝试多种减肥途径，这样才能达到最佳的减肥效果。此外，要避免错误使用中药或者滥用中药的现象，客观看待中医、中药减肥，选择适合自己的才是最重要的。

第四章
儿童减重

96. 如何预防儿童肥胖?

儿童肥胖已经成为全球严重的公共卫生问题之一，我国儿童肥胖人数逐年上升，儿童肥胖不仅能发展为成人肥胖，而且有很多其他危险因素，因此，预防儿童肥胖刻不容缓。

儿童肥胖的预防需要家庭、学校、社会的共同影响、相互作用。首先，婴幼儿时期倡导母乳喂养；其次，要培养儿童良好的饮食习惯，避免高能量饮食、避免高脂高糖食物的摄入；最后，不只要培养好的饮食习惯，也要培养好的生活习惯。督促儿童养成运动的习惯，将多余的脂肪转换成肌肉，加强儿童体育锻炼及学校组织的集体活动，建议每周最少进行 5 天的适量适度运动，每次最少 20 分钟并且控制在 60 分钟内为宜。加强父母及儿童的健康教育工作，指导其全面有效地预防肥胖的发展。

97. 肥胖儿童的饮食需要注意什么？

造成儿童肥胖的原因有很多，其中饮食为最重要诱因。肥胖儿童大多数没有合理的饮食结构和饮食习惯。不良的饮食结构导致一日三餐不良配比，容易使儿童摄入过多能量造成肥胖。不良的饮食习惯导致儿童食用过量，体内营养过剩，从而引发儿童肥胖或超重。

不良的饮食习惯有很多，其中包括饮食内容单一，饮食速度过快，偏爱吃肉类、甜食、油炸食品等。拥有这些不良饮食习惯的儿童更容易发生肥胖。饮食速度快的儿童容易摄入过多食物后才有饱腹感，容易发生肥胖；偏爱吃高能量食物容易造成脂肪囤积。因此，儿童饮食应该在确保基础需要量的基础上，控制过多的能量摄入，调节膳食结构，均衡饮食。多食用膳食纤维含量高的食物，膳食纤维能促进胃肠道蠕动，增加体内储存脂肪的消耗，从而减少超重或肥胖的发生。

98. 肥胖儿童如何进行运动？

肥胖不仅对儿童生活产生影响，还可能在将来产生多种慢性疾病，甚至使儿童出现心理问题，而"运动"是对肥胖的积极应对方式。因此，适量的运动对儿童肥胖的改善有很大帮助。

有氧运动能有效减脂和降低体重，制订科学有效的运动方案对肥胖儿童十分重要。以儿童身体能耐受为度，制订强度适宜的科学运动方案，包括跑步、游泳、跳绳等。同时，相关研究显示，学校组织的集体制体育活动有助于降低儿童肥胖率。家长的适当参与、学校组织相应活动、学校和家长共同鼓励和督促，都可以培养儿童对运动的积极性，也能使儿童减重达到更好的效果。建议每周最少进行 5 天的适量运动，每次最少 20 分钟，以不超过 60 分钟为宜。

99. 父母在儿童体重管理中扮演什么角色?

父母在儿童体重管理中是十分重要的因素。父母的教养方式不仅影响着儿童的外化行为，也影响着儿童的睡眠、饮食、身体锻炼等健康相关行为。研究表明可以通过教养方式预测儿童的饮食行为，如父母强制性控制的教养形式与儿童频繁的甜食消费成正相关，与孩子的睡眠时间呈负相关；温暖、关心和鼓励、支持的教养方式给儿童带来的是健康的饮食习惯。

父母的不良生活方式和饮食习惯对儿童不良习惯的养成有直接作用，尤其是在儿童时期跟父母共同生活在一环境里，进食油腻食物过多、偏食、食量大、吃饭速度快等饮食习惯和生活方式都会对其子女产生多方面影响，也可导致儿童发生肥胖。因此，父母应对儿童从小科学喂养，避免儿童肥胖的发生。

100. 婴儿期不同的喂养方式也可能会导致儿童肥胖吗?

婴儿期不良的饮食行为是引起儿童肥胖的主要危险因素。其饮食行为包括食物的种类、喂养方式、进食量、烹调习惯等方面。

儿童肥胖早期重在预防，婴儿时期应以母乳喂养为主。母乳作为婴儿的营养最全面的食物，里面含有婴儿生长发育最齐全的营养素，使婴儿生长发育能够得到全面满足，同时，乳汁中含有丰富的免疫活性细胞，有利于提高婴儿对疾病的抵抗力。婴儿若需要进行人工喂养，应按比例进行乳制品的调配，并且，避免在出生后 3 个月内食固体食物，待婴儿 6 个月后可对配方乳进行相应的减少，如采用水果、蔬菜、小米、面食等食品代替。

因此，喂养方式在婴幼儿时期尤为重要，良好的喂养方式能有效避免儿童肥胖的发生。

第五章

肥胖与心理

101. 在减肥过程中如何进行自我心理疏导？

肥胖是各种因素共同导致的结果，其中包含饮食、身体活动、疾病、激素、遗传倾向等。体重的不断增加，容易引起心理上的自卑，造成沉重的心理负担，因此大多数肥胖症患者伴有不良的情绪，比如焦虑、抑郁等。因此在减肥过程中，不仅要调整生活方式，也需要进行自我心理疏导。

如何进行自我心理疏导呢？笔者认为减重者可以与具有相同经历的人群多加沟通交流，在聆听的过程中，减重者可以了解到他人的想法，通过思想的碰撞提高自我认识，意识到自身存在的问题；在表达过程中，使内心积攒的不良情绪得以释放，重建自信，在减重的同时保持健康的心理状态。

●知识拓展

心理疏导五步法：聆听、区分、提问、反映、引导。

狭义的心理疏导指心理疏导疗法，其在心理治疗领域广泛应用，是指设在医疗机构中，由受过专门训练的心理治疗人员运用心理治疗技术，对有心理障碍的患者进行疏通、引导，实施个别或集体的心理咨询与治疗，从而达到治疗心理疾病、促进心身健康的目的一种方法。广义的心理疏导广泛运用于教育、管理领域，是指遵循人的心理活动规律，运用心理学理论与技巧，通过解释、说明、共情、支持和相互之间的理解，运用语言和非语言的沟通方式，疏通人们的心理和思想，影响人们的心理状态，改善或改变人们的认知、信念、情感、态度和行为等，以达到降低或解除不良心理状态、提高心理健康水平和社会适应能力为目的一种方法。

102. 如何利用正性情绪减肥？

"管住嘴，迈开腿"这是减肥人的宗旨，也是每个减肥人的必经之路。然而减肥过程往往需要时间，很多减肥人也常常会陷入减肥—失败—再减肥这一循环，当结果不理想时，减重者很容易产生焦虑、沮丧等负性情绪，甚至会发生"情绪性进食"反而增加体重。

因此，在减肥的道路上应保持积极乐观的心态，勿急于追求短期成果，保持减肥与减压相结合，合理安排生活，保证充足的睡眠。在此过程中，应随时保持积极的心态及信念，信念是一个人成功的基石，"只有满怀信念的人，才能在任何地方都把信念沉浸在生活中并实现自己的梦想"，减肥过程也一样，在此过程中可能会非常艰辛，但只要心中充满信念，早晚会到达成功的彼岸。

103. 肥胖对心理有什么影响？

肥胖者因为体重的增加、形象不佳、身体灵活度的下降，经常处于较重的精神压力之中，不爱参加群体活动、故意与他人疏远是很多肥胖者的共性问题，长此以往逐渐形成自卑、退缩、依赖的心理，甚至演变为心理疾病，如焦虑症、抑郁症、躁狂症等。因此，肥胖者应正视自身心理方面的问题，积极进行自我排解，如有需要应尽早寻求医疗帮助。

104. 如何应对抑郁情绪？

抑郁情绪是肥胖人群常见的心理障碍，常常表现为情绪低落、食欲减退、目光呆滞、睡眠障碍，而且自我评价较低，甚至有自杀倾向。因此，积极抵制抑郁情绪非常重要。如何应对抑郁情绪呢？

多读书：多读一些健康向上的书籍，通过读书开放自己的视野，丰富自身知识面，从书籍中汲取养分，增强自身信心。

多做事：合理地安排自己的生活，让生活的每一天都充实起来，从而调动自己的积极情绪。

多沟通：要懂得情绪的释放，勇敢地表达自己，情绪不佳时应积极地与家人、朋友倾诉交流。

多运动：运动是释放压力、缓解负性情绪的好方法，因为运动过程中身体会产生多巴胺，从而愉悦身心。

多旅行：将自身融入大自然的怀抱，感受大自然的魅力，是放松身心的好方法。

105. 如何应对焦虑情绪？

出于身材、身体健康等原因，肥胖者经常会陷入焦虑的情绪，身心长期处于焦虑不安的状态，而焦虑是抑郁的前兆；若不及时解决，长此以往非常容易导致抑郁症的发生。如何应对焦虑情绪呢？

明确焦虑的原因：如果因为减重效果不佳而焦虑，可以反思其原因，找出存在的问题，是目标定制过高，还是减重环节制定不合理，只有积极地找出问题并改进才是解决焦虑的最佳方式，永远消极对待，只会将自己陷入焦虑的恶性循环中。

树立信心：积极的心理暗示，告诉自己"可以的、没问题的""努力一定会有回报"。这些话语会增强自身自信心，更加有勇气面对和解决问题，从而减少焦虑情绪的产生。

学会放松：当焦虑情绪占满身心，整个人都将处于紧张不安的状态，此时应及时放松。可以多做一些放松训练，如：以舒适的姿态从头部开始放松，再到颈部、肩部、胸腹部、臀部、四肢、手指，最后到脚趾的放松，依序进行，过程可以借助反复的肌肉紧绷、放松、紧绷、放松来达到效果。同时借助意识的力量调整呼吸，让自己处于一个平和安静的状态。当身体放松下来，焦虑的心理也会慢慢恢复平静。

106. 什么是肥胖的行为疗法？

行为疗法是以减轻或改善患者的症状或不良行为为目的的一类心理治疗技术的总称。行为疗法是根据条件反射理论，对肥胖者摄食行为、运动类型、身心疾病等不当的行为进行科学分析，在医生的指导、家属的帮助和监督之下，使肥胖者逐步自觉地改掉易于引起肥胖的心理状态和生活习惯，从而达到减重的效果。

107. 行为疗法可以减肥吗？

行为疗法是可以减肥的，而且自其盛行以来，被认为是最适用于中等程度肥胖者，其主要通过改变患者的饮食及运动方式达到减肥的效果。行为疗法实施的重点主要在激发肥胖者自身的减肥欲望，提高其减肥主动性及依从性上。在强烈欲望与恰当的计划双重作用下，减肥效果才能发挥至最大。

肥胖者在确认减肥的决心后，具体的计划过程主要包括确认行为目标、自我督促及自我评价。

确认行为目标：将饮食及运动方面的具体减肥计划落实在表格中，减肥者自行确认其基本可以达到的减肥计划，再次确认决心后，即可开始实施。

自我督促及自我评价：每天确认已定计划的实施情况，并将实施进展及体重变化记录下来，体重测量尽量选在特定的时间段，如每日晨起便后。自我督促是行为疗法中不可缺少的环节，尤其在实施计划初期，严格的自我督促及自我评价可以有效提高减肥积极性。

行为疗法是一种需要长期坚持的减肥疗法，因为其本质在于改变了肥胖者的生活方式，若减肥者不能长期坚持，恢复其以往生活习惯，是极其容易反弹的，尤其在减肥平台期，因此减肥过程中严格的自律性是必不可少的。

第六章
肥胖的预防

108. 什么是肥胖的三级预防?

一级预防:又称普遍性预防(universal prevention),是针对人口总体的措施,目标是稳定肥胖水平并最终减少肥胖发生率,从而降低肥胖症患病率,减少肥胖症高危人群的产生。通过改善膳食结构和提倡适当体力活动,以及减少吸烟和饮酒等来改变生活方式。最终减少肥胖相关疾病,达到普遍性预防的目的。

二级预防:又称选择性预防(selective prevention),目的在于对肥胖高危人群进行教育,使他们能和危险因素做有力的斗争。这些危险因素可能来自遗传,使他们成为肥胖的易患人群。肥胖高危人群的身体状况既不是正常,也并没有达到肥胖症的程度,所以针对这一群体的预防能够极大程度地降低高危人群患肥胖症的风险。

三级预防:又称针对性预防(targeted prevention),是针对已经超重或者有肥胖生物学指标的肥胖症患者,目的在于预防体重的增加,以及降低肥胖相关并发症的患病率。肥胖相关疾病是指因为肥胖导致的高血压、高血糖、高尿酸血症、脂肪肝等代谢综合征。三级预防的最终目的是预防肥胖相关并发症的发生或恶化，从而提高肥胖症患者的生活质量、延长患者寿命。

109. 预防肥胖症应从何时开始?

预防肥胖症贯穿每个人的一生。如预防婴幼儿肥胖症应从母亲孕期开始，调节人体的营养物质摄取与储存，除了遗传因素以外，环境及行为因素也能调节，通常情况下，小儿肥胖症主要是遗传因素与环境行为因素的共同作用导致。母亲孕期的超重，婴幼儿过重的出生体重，包括是否采用母乳喂养的方式，喂养的频率和质量都是影响婴幼儿肥胖的重要因素。青春期的激素变化、学习压力等也是造成这时期肥胖的主要因素。女性的孕期肥胖是由于孕期摄入营养过多、孕期激素水平改变等因素造成的；女性的产后肥胖是由基础代谢率的下降、激素水平的下降还有哺乳期的劳累等造成。男性的肥胖可由于工作压力、不规律的生活作息，以及中年激素水平的下降和基础代谢率的降低造成，俗称过劳肥、中年发福。老年时期同样存在肥胖的可能，且肥胖会造成糖尿病、高血压和高脂血症等相关并发症，会降低老年人晚年生活的舒适度和幸福指数。所以肥胖症的预防应贯穿每个人的一生，每个人都要严格执行肥胖的三级预防，检测体重、血脂、血糖等指标，预防肥胖症的发生。

110. 如何预防婴幼儿时期肥胖?

婴幼儿时期的肥胖主要由遗传因素、环境因素以及行为因素共同作用而成。遗传因素包括母亲孕期体重增长过多对母体的糖脂代谢、宫内环境及新生儿出生体重等存在一定影响，易增加后代婴幼儿时期的超重及肥胖风险。因此对于此类肥胖，应做到如下几点:

（1）控制母亲体重。对于肥胖症患者怀孕，建议应先治疗疾病并将体重控制在正常范围再进行受孕。同时母亲孕期的体重也应严格控制，在怀孕时饮食应注意营养配比和身体各项健康指标查询，合理膳食，多吃低脂肪、高蛋白、富含维生素与膳食纤维的食物，以预防新生儿高体重，从根本上避免遗传因素对于婴幼儿时期肥胖的影响。

（2）监测胎儿体重。除了高体重会影响小儿肥胖，低体重也是肥胖发生的重要因素。主要是因为在胎儿时期，若胎儿出现营养不良，则会增加成年时期的代谢性疾病发生概率；同时，当胎儿在子宫内出现营养不良时，为了确保大脑的生长，母体的营养物质会减少内脏器官的供给，使得胎儿的内脏器官逐渐适应低水平的代谢状态，而在出生后，新生儿的代谢水平高，其内脏器官难以适应，进而造成机体代谢紊乱，增加小儿肥胖风险，因此孕期应定期检查，使孕妇体重控制在合理范围内。

（3）尽量母乳喂养。母乳喂养能够帮助婴儿建立良好的营养摄入机制，同时，其营养成分的变化也使婴儿蛋白质的摄入量恰好满足其真正需求，保持婴儿的正常体重，降低长大后的肥胖风险。此外，母乳对婴儿的代谢具有重要的作用，主要是因为母乳能有效抑制脂肪细胞繁殖、分化，从而降低小儿肥胖的发生，因此在胎儿出生后应尽量母乳喂养以预防肥胖的发生。

111. 如何预防学龄前儿童肥胖？

学龄前阶段作为脂肪重聚期，是肥胖发生的关键时期，此阶段的儿童超重、肥胖发生率位居各年龄段之首。此阶段儿童肥胖与饮食、运动及睡眠等生活习惯密切相关，因此为了预防此期肥胖，应做到以下几点：

（1）饮食。不健康的饮食习惯可直接导致学龄前儿童的肥胖，因此家长应重视此期儿童的饮食。帮助其养成良好的饮食习惯，尽量不吃或少吃外卖、快餐及含糖饮料等高能量食物，增加粗粮、杂粮及蔬菜的摄入，适量吃肉，规律进食，进食速度不可过快。

（2）运动。缺乏体育锻炼会导致机体能量消耗少，脂肪储存多，从而发生肥胖。随着电子产品的普及，儿童居家观看电视、手机的频率增加，视屏时间也随之延长，使儿童肥胖发生率增加。因此，家长应重视此期儿童的室外运动，多带他们参加一些低强度低冲击力的有氧运动，如散步、慢跑、骑脚踏车等。

（3）睡眠。睡眠不足会影响激素分泌，国内外均有研究提示，瘦素、胃饥饿素、脂联素、生长激素及皮质醇等激素分泌与睡眠较少有关，因此家长应重视学龄前儿童的睡眠状况，帮助此期儿童养成规律的作息时间，保证睡眠充足，创造安静舒适的睡眠环境，保证睡眠质量。

112. 如何预防学龄期儿童肥胖？

（1）饮食。学龄期儿童常常存在不吃早饭的现象，以至于中午的进食量会明显增加，此种现象会提高此期儿童超重及肥胖的风险。因此家长应注重培养此期儿童的健康饮食观，重视早餐，避免或者减少饮料、快餐的摄入。同时，政府也应加强食物营销管理，减少针对儿童的具有引诱性的食品营销与包装设计，以达到预防肥胖的目的。

（2）运动。家长与学校应当注重学龄期儿童的行为干预，如确保掌握一至两门体育技能，培养体育兴趣，保障儿童每天在校内有一小时以上中等及以上强度的身体活动时间，减少久坐行为，从而预防肥胖。

（3）睡眠。同学龄前儿童。

113. 如何预防青春期肥胖?

首先,父母、祖辈的意见要统一,不然他们一心软,父母一边督促孩子减肥,爷爷奶奶在背后给孩子补充营养,甚至直接对父母的做法直接予以否定,那么,减肥之路必定困难重重。

其次,合理饮食,不要暴饮暴食,要养成少食多餐的习惯。不要看到孩子喜欢吃什么就无限量地让孩子吃,否则,把孩子的胃撑大了,会使孩子吃得更多。一般两顿饭的间隔可以让孩子吃些水果,免得到了吃饭时孩子由于饥饿吃得过多。多喝果汁和水,少喝甜饮料。肥胖的孩子大多酷爱喝可乐、雪碧等碳酸饮料,这些饮料含糖多、含能量高,喝多了,孩子不发胖才怪。因此,控制青少年喝碳酸饮料是帮助孩子减肥的重要途径。均衡饮食,吃肉也要吃蔬菜。孩子的饮食习惯很少是天生的,多半取决于后天父母的榜样。如果你告诉孩子某样食物既营养又美味,而自己每回都躲得远远的,反而会让孩子对它更加反感,因此,父母在设法让孩子多吃蔬菜的时候,自己也要做好榜样。

最后,少看电视,少玩手机,多运动。为了防止继续胖下去,全家人都该调动孩子的积极性,陪他在小区里散步或做其他运动。要克服孩子的惰性,应该是鼓励而不是强迫孩子进行体育锻炼。如果孩子不喜欢跑步,那么就教他打球或做游戏。如果孩子不喜欢一次做 40 分钟的运动,那么一天四五次,每次 10 分钟,也能达到健身的效果。

114. 如何预防男性肥胖?

(1)饮食。尽量避免食用高能量食品,包括肥肉、油脂、坚果、油炸食物、巧克力、奶油等。同时要注意调整饮食结构,规律饮食,避免暴饮暴食,做到定时定量、少甜食厚味、多素食、少零食。

(2)合理释放精神压力。工作后的压力会增加男性肥胖的风险。

当精神压力较大时，人们往往会通过饮食来补偿日常生活中的不快，这样就很容易发胖。因此在面对压力时，我们要学会采用健康的方式释放压力，不能暴饮暴食。

（3）避免久坐。久坐是导致人体肥胖的高危因素，长时间不动，机体消耗也会相应减少，从而造成能量堆积，形成脂肪，导致肥胖。因此要加强身体锻炼，如参加慢跑、爬山、打拳等户外活动，既能增强体质，使体形健美，又能预防肥胖的发生。

115. 如何预防女性肥胖？

（1）饮食。在饮食方面，除了要做到前述的饮食规律外，女性要格外控制各种甜品的摄入，因为市面上非常受女生欢迎的各类甜品，如甜甜圈、各种可爱的小蛋糕、奶茶等，均属于高能量食物，容易造成脂肪堆积，从而导致肥胖。

（2）注意特殊时期体重。女性有几个比较容易肥胖的时期，其中包括青春期和孕期。女性进入青春期后，卵巢和肾上腺皮质开始发生功能性变化，并产生雌（多）雄（少）两种激素，接着卵巢排卵又自然合成孕激素，从而引发女性外在的体形变化，如增高迅速、乳房发育、体内脂肪增多、身体逐渐丰满，呈现明显的第二性征。孕期由于雌激素和孕激素的变化会导致食欲变化从而造成体重的改变。因此，应特别注意这两个特殊时期的饮食，保证营养均衡，避免营养过度而导致肥胖。

（3）保持乐观的心态。乐观的精神状态是保证体内各个系统正常工作和运行的前提，提倡女性投身到各项社会活动中，多参加群体活动，保持心情愉悦，从而增加能量的消耗，减少脂肪的堆积。

（4）多参加户外运动。经常参加慢跑、爬山、打拳等户外活动，既能增强体质，使体形健美，又能预防肥胖的发生。

116. 如何预防孕期肥胖?

孕期肥胖的主要原因是怀孕引起的"下丘脑 – 垂体 – 性腺轴"相关激素紊乱,从而使水、盐、蛋白质、糖、脂肪的代谢紊乱,最终导致孕期及产后肥胖。在胎儿娩出前,不主张对孕期肥胖进行针对性治疗,孕期肥胖以预防为主:营养均衡、控制总量、动态监测、调整饮食。孕期体重增长是个动态的过程,监测调整也应该是个动态的过程,建议每 1~2 周进行一次体重的监测评估及调整。

一般来说,孕妇体重在孕前 3 个月增长 1~1.5 kg,以后每周以 300~400 g 递增。如果发现自己的体重增量已大大超过某一时期的标准,即要积极调整饮食,并适当增加活动量,如:做一些力所能及的家务劳动,每天饭后坚持散步 1 小时左右。孕期坚持适度锻炼也有利于分娩。

紊乱的激素往往会在分娩后 3 个月内逐渐形成新的平衡,如果激素水平仍维持在高水平,那么产妇的体重会继续保持超重状态,形成产后体重滞留或产后肥胖。因此,孕期肥胖的最佳治疗时机应在分娩后,越早开始越好,最迟不超过产后 3 个月。

孕妇孕前体重及孕期体重增长程度判定见表 6-1。

表 6-1 孕妇孕前体重及孕期体重增长程度判定表　　　　单位:kg

孕前体重状态	孕期体重增长程度		
	孕期增重不足	孕期增重正常	孕期增重过度
瘦	<12.5	12.5~18.0	>18.0
标准	<11.5	11.5~16.0	>16.0
偏胖	<7.0	7.0~11.5	>11.5
胖	<5.0	5.0~ 9.0	> 9.0

注:体重状态可依据 BMI 来判断,BMI= 体重(kg)/[身高(m)]^2。

117. 如何预防产后肥胖？

产褥期的过度进补以及孕期的激素紊乱是造成产后肥胖的主要因素。因此，为了预防产后肥胖，在孕期和产后应合理计划饮食，尽量选择母乳喂养，并进行适度的运动。

（1）饮食应遵循平衡膳食的原则，在保证摄取足够营养、满足母婴需求的前提下，避免营养过剩。在饮食种类上，可多食些鱼、肉、蛋、豆制品、奶制品，以及新鲜水果、蔬菜，尽量少吃甜食、油炸食品、肥肉等。

（2）坚持母乳喂养。母乳是婴儿天然的、营养比例全面的佳品，母乳喂养不仅可以满足婴儿生长发育的需要，而且有利于母亲自身产后的恢复。研究发现，母乳喂养促进了母体新陈代谢和营养循环，还可将体内多余营养成分运送出来，减少皮下脂肪蓄积，预防产后肥胖的发生。

（3）预防产后肥胖要在产后多做运动，产后运动可以减轻因生产造成的身体不适及功能失调。适当的运动还可以促进新陈代谢，减少或避免体内能量蓄积。预防产后肥胖可进行腹部、手臂、腰背、臀部等多部位锻炼。

①进行腹部锻炼时，产妇仰卧床上，将手放在肩上，做深吸气，使腹部膨胀，然后轻轻呼气，同时用力收缩腹部，使腹部下陷。

②进行手臂锻炼时，产妇平卧床上，两腿稍稍放开，两臂平伸，与身体成直角，然后慢慢抬起两臂，保持肘部平直。当两手接触时，慢慢放下两臂。

③进行腰背锻炼时，产妇平卧床上，两臂放于身体两侧，与身体稍微离开，然后轻轻抬起双膝、臀部及后背，使身体呈弓形。

④进行臀部锻炼时，产妇保持前臂和小腿并拢，以肘膝为支点爬

跪于床上。然后向上弓形隆起，用力收缩臀部及腹部，接着放松，同时深呼吸。

产后运动能减轻因生产造成的身体不适和功能失调症状，协助骨盆恢复韧带排列，以及腹部及骨盆肌肉功能，促进盆腔内器官复位。但在产褥期内及哺乳期间，产妇的关节可能会变得松弛，应避免会给关节增加压力的锻炼方式。

118. 如何预防老年肥胖？

老年肥胖将会导致高血压、高脂血症、高血糖等一系列代谢综合征，会影响老年人的生活质量甚至威胁生命。预防老年肥胖首先要从饮食入手，老年人应以清淡饮食为主，尽量做到定量、定时、少食荤、少零食、多食素、适量饮水。老年人牙齿松动，肠胃功能下降，应多食易消化的软食，进食时细嚼慢咽，切忌暴饮暴食，同时也要注意饮食结构多样化，以植物性食品为主，适当进食蛋白质，严格限制脂肪，尽量避免酒类及含糖饮料，降低食盐摄入量。

在运动方面，为降低老年人骨折和肌肉拉伤风险，应主要进行耐力性运动，譬如慢跑、骑自行车、步行、球类运动、舞蹈、体操、游泳等。但要注意不要剧烈运动，以免受伤，运动时间由自身情况决定，切忌过度运动。

第七章
去医院治疗肥胖症，你需要做哪些准备？

119. 想做减重手术，应该选择哪个科室呢？

减重外科已逐渐发展成一门单独学科，出现了肥胖外科、减重外科、糖尿病外科等专门用于治疗肥胖症的科室。目前国内部分医院设立了专门的减重代谢中心，但大多数医院仍由胃肠外科负责手术减重相关治疗。

因而想做减重手术应查询该医院有无行减重手术的专门科室，若无，可选择胃肠外科进行咨询。

120. 应该向医生告知哪些身体情况呢？

就诊时首先应主动向医生介绍自己的基本情况，如年龄、性别、现病史、既往史、婚育史、过敏史、家族遗传病史等，须告知目前身体存在的问题以及持续时间，有无慢性病及服药情况，明确是否有家族遗传病。

除了以上基本情况，还需要告知医生与代谢综合征相关的情况，如体重增长情况、饮食习惯、生活习惯，及有无2型糖尿病、高脂血症、高血压等并发症，若有近期的检验、检查结果，如心电图、血糖、血脂、腹部B超、性激素测定等，也应该告知医生，最好携带报告，以便于评估病情，制定治疗方案。

121. 医生会测量哪些身体数值？它们意味着什么？

在手术之前医生会准确测量身高、体重、腰围和臀围等身体数值。

身高和体重用来计算BMI，以此来判断你的身体是否属于肥胖，并且确定肥胖等级，评估是否需要接受减重手术的治疗。

男性腰围 ≥ 90 cm，女性腰围 ≥ 85 cm，可定义为向心性肥胖。腰围越大，说明罹患肥胖及心脏病风险越大，比 BMI 有更大的临床价值。联合使用 BMI 和腰围比能更加有效地筛选出慢性病高危人群。

122. 肥胖症患者到医院会做哪些检查？

每个患者接受的检查可能不一样，医生会根据患者情况安排相关的检查项目，具体如下：

（1）常规检查

①体格检查。肥胖症患者到医院进行检查时都会测量血压、身高、体重、腰围、臀围，计算 BMI、腰臀比等。BMI ≥ 24 kg/m² 者属于超重，根据 BMI 可确定肥胖等级。男性腰围 ≥ 90 cm，女性腰围 ≥ 85 cm 时可诊断向心性肥胖，腰围越大，说明罹患肥胖及心脏病风险越大。联合使用 BMI 和腰围能更加有效地筛选出慢性病高危人群。

②实验室检查。实验室检查包括血脂、血糖、凝血功能、肝功能、肾功能、电解质、血尿酸、尿常规、大便常规等。

③其他。X线检查、心电图等，指尖血糖、72 小时动态血糖监测、糖化血红蛋白、口服葡萄糖耐量试验等。

（2）特殊检查

①内分泌功能检查。甲状腺功能、性腺功能、皮质醇、生长激素（GH）、胰岛素样生长因子 1（IGF-1）、25- 羟维生素 D[25（OH）D]、甲状旁腺激素（PTH）、饥饿素和瘦素等。

②心血管功能检查。心脏超声、颈动脉和下肢血管彩超、腹部 B 超，必要时做 CT 或 MRI 检查。年龄＞ 45 岁，或有心脏病史者，需行运动心电图、动态心电图、心肌酶及同工酶检查。

③糖尿病相关检查。眼底检查，糖尿病＜ 10 年但合并糖尿病视网膜病变、尿微量蛋白阳性者，行 24 小时尿蛋白监测。

④消化道功能检查。有食管疾病和消化性溃疡疾病史，需行胃镜检查。

⑤肺功能检查。年龄＞ 60 岁，或有长期吸烟史、慢性肺损害者，需行肺功能检查。

⑥睡眠监测及心理状态评估。BMI ≥ 30 kg/m^2 或有打鼾者，需进行睡眠监测。肥胖症患者可能伴有抑郁、焦虑等心理状态，对肥胖症患者需行心理状态评估。

123. 抽血要查哪些项目呢？为什么要抽好几管血啊？

（1）抽血检查项目内容

①常规实验室检查。血常规、空腹血糖、血脂、肾功能、肝功能、电解质、凝血酶原时间或国际标准化比值（INR）、血型、交叉配血等。

②测定微量营养素如血清铁、维生素 B$_{12}$、叶酸，对于有营养吸收不良症状或风险的患者可考虑检测更多的维生素与微量元素水平。

③内分泌评估。糖化血红蛋白（HbA1c）、口服葡萄糖耐量试验、C 肽、胰岛功能、糖尿病自身抗体系列、甲状腺功能系列、性激素、皮

质醇等。

（2）为什么会抽几管血？

抽血检查涉及很多临床方面的考虑：

①有些指标的检查需要连续测定一天当中不同时间点的变化，或者使用药物干预前后的变化。

②准确评估患者营养状态，并及时干预，以减少相关并发症的发生。

③用于明确患者血糖情况及胰岛功能。

④排除一些继发性肥胖，比如皮质醇增多症、甲状腺功能减退引起的肥胖等。

124. 什么是口服葡萄糖耐量试验？

口服葡萄糖耐量试验定义

　　口服葡萄糖耐量试验是诊断糖调节受损和糖尿病的标准方法。当血糖值高于正常范围而又未达到诊断糖尿病标准或疑有糖尿病倾向者，需进行口服葡萄糖耐量试验。其目的是对可疑糖尿病者进行确诊。正常人服糖水后30~60分钟血糖升高达到峰值，2小时后应降至7.8 mmol/L以下，正常空腹血糖正常值小于6.1 mmol/L。

许多早期糖尿病患者，主要表现为餐后血糖升高，空腹血糖升高的并不多见，如果只关注空腹血糖，而忽视餐后血糖的监测，会导致许多早期糖尿病患者被漏诊。所以，空腹血糖轻度升高的患者一定要同时测定餐后血糖，最好做口服葡萄糖耐量试验。口服葡萄糖耐量试验是通过测试人体对所摄入葡萄糖的耐受能力进而诊断糖尿病的一种实验室检查方法。简单来讲，就是口服一定量的葡萄糖后，观察其在一定的时间内血糖的变化。健康人无论吃多少食物，血糖都能保持在正常范围内，即使一次性摄入大量的碳水化合物，血糖浓度也只是暂时性地轻度升高，很快便可恢复到正常水平，这种情况称为葡萄糖耐量正常。当体内存在胰岛素抵抗和（或）胰岛素分泌不足时，机体对糖的利用及转化能力下降，在进食一定量的葡萄糖后，血糖浓度便会显著升高，而且短时间内不能恢复至正常水平，说明机体耐糖能力降低，这种现象谓之葡萄糖耐量异常。口服葡萄糖耐量试验是用以确诊糖尿病的一种检查方法，临床常用于怀疑患有糖尿病而单凭化验空腹血糖不能确诊者，也常用于对高危人群进行糖尿病前期筛查。

　　什么人需要做口服葡萄糖耐量试验？空腹血糖高于正常范围，或者怀疑有糖尿病，但仅凭空腹血糖结果不能确定者；有肥胖、高血压、血脂异常、高尿酸血症的代谢综合征患者；有糖尿病家族史，空腹血糖正常但有乏力、口渴等症状者；反复皮肤感染、皮肤疖肿、泌尿系统感染者；有妊娠糖尿病病史或者分娩巨大儿的产妇；尿糖阳性，但血糖不高的；确诊糖尿病后，需要检查胰岛功能者。

● **知识拓展**

　　口服葡萄糖耐量试验具体做法：试验当天早晨空腹取血测血糖后，将 75 g 无水葡萄糖（儿童为 1.75 g/kg 体重，总量不超过 75 g）溶于 300 ml 水中，协助患者于 5 分钟内服下，从服糖第一口开始计时，其后 0.5 小时、1 小时、2 小时、3 小时分别抽血测血糖。

　　注意事项：

　　（1）试验前 3~7 天停服利尿剂、避孕药等可能影响糖耐量试验的药物，且前 3 天每天饮食需含碳水化合物至少 150 g，试验日早晨禁止注射胰岛素。

（2）在进行糖耐量试验前 1 周应停用一切可能升高血糖的药物，如激素类药物、利尿剂、避孕药、三环类抗抑郁制剂等。

（3）试验前 3 天应保持正常进食，每天饮食中碳水化合物的含量不得低于 300 g，否则试验结果可能呈假阳性。这是因为，碳水化合物摄入不足时，体内胰岛素分泌也相应减少。在做糖耐量试验时一次喝下大量葡萄糖水，患者胰岛素分泌能力一时跟不上，就会导致餐后血糖高于正常，出现假阳性。

（4）在试验前一天晚上 9 点开始禁食，禁食时间至少达到 8 小时。

（5）试验前及试验过程中要禁用任何食物、酒、咖啡、茶等，可适当饮水，避免剧烈运动，无须绝对卧床。发热、感染、手术、急性心肌梗死、脑中风等应激状态会导致血糖升高，使结果呈假阳性，故应避免在应激状态下做试验。如果受试者不能耐受葡萄糖水，也可选择 100 g 面粉做成的馒头来代替葡萄糖水。

（6）胃切除术后、严重的肝病等患者不适宜做口服葡萄糖耐量试验，可采用静脉注射葡萄糖耐量试验。具体方法是：50% 葡萄糖 50 ml（或每千克体重 0.5 g 葡萄糖），静脉注射，然后按前法抽血送检。最好在每次抽血的同时留尿测尿糖，如果尿糖从无到有，还可以确定肾糖阈。如果受试者的空腹血糖大于 10 mmol/L，不建议进行糖耐量试验，否则容易诱发糖尿病酮症酸中毒。

（7）观察患者服糖后的反应，如患者在试验时出现面色苍白、恶心、晕厥应停止试验。若以上症状是在服糖后 3~4 小时出现，应考虑低血糖反应，立即采血查血糖，嘱患者食用稀饭、馒头之类食物，密切观察病情变化。对于怀疑有反应性低血糖的患者，延长试验时间，加测服糖后 4 小时和 5 小时的血糖。

（8）每次抽血后都要立即送检。

125. 什么是甲状腺功能检查?

甲状腺及甲状腺激素

甲状腺是人体最大的内分泌腺,由甲状腺分泌的激素包括甲状腺素(thyroxine, T_4)和三碘甲腺原氨酸(3, 5, thiiodothyronine, T_3)。甲状腺激素受下丘脑-垂体-甲状腺轴调节,甲状腺激素的分泌受腺垂体分泌的促甲状腺激素(thyroid stimulating hormone, TSH)调节,TSH受下丘脑分泌的促甲状腺素释放激素(thyrotropin releasing hormone, TRH)调节,甲状腺激素对TRH具有负反馈作用。

2020年欧洲内分泌学会临床实践(肥胖的内分泌检查)指南建议肥胖患者需行甲状腺功能检查,因为甲状腺功能减退是常见的内分泌疾病,甲状腺功能减退时由于机体代谢率下降,脂肪的消耗相对较少,可引起体重增加,引起肥胖,也可增加心血管疾病及代谢综合征的发病风险。但是在没有临床指征的情况下,不建议常规行甲状腺超声检查。甲状腺功能常用的监测方法如下:

(1)基础代谢率测定

基础代谢是指机体不受精神紧张、饮食、活动及外界温度的影响,在安静状态下维持其基本的生命活动,如呼吸、体温、血液循环时的耗能量。基础代谢率是临床诊断甲状腺疾病的辅助方法,因为甲状腺激素直接参与物质代谢,血液中甲状腺激素的变化可以使基础代谢率发生变化。可用脉搏和血压进行大致的推算,其方法有:

①基础代谢率 = 脉搏 + 脉压(收缩压 - 舒张压)-111

②基础代谢率 =0.75 × (脉搏 + 脉压)-72

最常用的为第一种计算方法,基础代谢率正常值为 -10% ~15%。

基础代谢率增高常见于甲状腺功能亢进；代谢率降低，主要见于甲状腺功能减退。

（2）甲状腺摄 ^{131}I 率试验

甲状腺有摄取和浓集碘的作用，碘是合成甲状腺激素的必需元素。甲状腺摄取碘的数量和速度与甲状腺的功能密切相关。甲状腺摄 ^{131}I 试验只能反映甲状腺功能是否异常，但不能作为甲状腺功能异常程度的判断指标。

检测方法：停止服用或使用含碘或影响碘吸收的药物或食物 2~4 周，空腹口服含 ^{131}I 溶液，于服药 2 小时、6 小时和 24 小时分别使用甲状腺功能探测仪测量每分钟放射性计数。放射性强度可以反映甲状腺摄 ^{131}I 以及合成、释放甲状腺激素的功能。

（3）甲状腺激素水平检查

①血清总 T_4（tT_4）和总 T_3（tT_3）测定：血清 tT_3 水平增高常见于甲状腺功能亢进和高甲状腺素结合球蛋白血症；降低常见于甲状腺功能减退和低甲状腺素结合球蛋白血症。T_3 主要来自外周组织 T_4 的转化，许多急慢性甲状腺疾病可以减少 T_4 向 T_3 的转化，所以近年来 T_3 和 T_4 不作为判断甲状腺功能的指标。

②血清游离 T_4（free thyroxine，FT_4）和游离 T_3（free thiiodothyronine，FT_3）测定：二者能真实反映甲状腺功能状况，是诊断甲状腺功能亢进的首选指标。

③反三碘甲腺原氨酸（reverse triiodothyronine，rT_3）测定：rT_3 由 T_4 在外周组织脱碘生成，在生理情况下，rT_3 含量极少，其活性仅为 T_4 的 10%。

（4）TSH 水平检查

TSH 测定：TSH 能够促进甲状腺激素的生成及促进合成的甲状腺激素释放。血清 TSH 是反映甲状腺功能最敏感的指标，能够初筛甲状腺功能，适用于早期检测。TSH 增高提示原发性甲状腺功能减退，降低则提示继发性甲状腺功能减退。

在进行甲状腺功能检测时，临床医师往往根据病史和临床症状作出有无功能异常的判断，以功能异常为主，选择甲状腺功能检查的项目。如没有功能异常，只有形态学的改变，则选用甲状腺放射性核素扫描和甲状腺超声检查。

126. 什么是性腺功能检查？

性激素包括雄激素和雌激素、孕激素。实验室常采用免疫学的方法测定性激素，包括对血浆中各种性激素总浓度和游离激素浓度的测定。性功能低下者往往伴有肥胖，如女性多囊卵巢综合征、男性无睾症等。对于肥胖症患者，不需要常规行性腺功能检查，临床上往往对可疑性功能失调者行性腺功能检查。

性腺功能检查项目如下：

（1）睾酮测定。睾酮是男性最重要的雄激素，脱氢异雄酮和雄烯二酮是女性主要的雄激素。血浆睾酮浓度反映睾丸的分泌功能，血液循环中具有活性的游离睾酮仅为 2%。睾酮分泌具有昼夜节律性变化，上午 8 时为分泌高峰，因此测定上午 8 时的睾酮浓度对评价男性睾丸分泌功能具有重要价值。

（2）雌二醇测定。雌二醇为雌激素的主要成分，由睾丸、卵巢和胎盘分泌，或由雄激素转化而来。血浆中 70% 的雌二醇与清蛋白结合，其余为游离型。雌二醇随月经周期和年龄而变化，其生理功能是促进女性生殖器官的发育和第二性征的出现，并维持在正常状态。

（3）孕激素主要作用形式——黄体酮测定。由黄体和卵巢所分泌，是类固醇激素合成的中间代谢产物。黄体酮的生理作用是使经雌激素作用的已处于增殖期的子宫内膜继续发育增殖、增厚肥大、松软和分泌黏液，为受精着床做准备，这对维持正常月经周期及正常妊娠有重要的作用。黄体酮水平增高主要见于葡萄胎、妊娠高血压综合征、原发性高血压、卵巢肿瘤、多胎妊娠、先天性肾上腺皮质增生等。黄体酮水平降低主要见于黄体功能不全、多囊卵巢综合征、胎儿发育迟缓、死胎、原发性或继发性闭经、无排卵。

（4）人绒毛膜促性腺激素测定。妊娠早期绒毛组织形成后，合体滋养层细胞就开始大量合成分泌人绒毛膜促性腺激素（human chorionic gonadotropin，hCG），妊娠 8~10 周达到高峰。妊娠 12 周开始，由于胎儿肾上腺抑制滋养细胞，血清 hCG 浓度呈特征性下降，至妊娠 20 周时降至较低水平，并维持到妊娠末期。产后血清 hCG 浓度下降，2 周左右可降到测不出。

月经期过后 23 天测血清 hCG 浓度可判断早期妊娠，妊娠前 3 个月血清 hCG 浓度升高提示绒毛膜癌、葡萄胎或多胎妊娠。血清 hCG 浓度升高还可见于生殖细胞、巢、膀胱、胰腺、胃、肺脏等肿瘤患者，血清 hCG 浓度降低提示流产、宫外孕、妊娠中毒症或死胎。

127. 什么是肾上腺功能检查？

（1）肾上腺皮质功能检查

①血清皮质醇和 24 小时尿液游离皮质醇测定。采集标本：血液及尿液标本，于午夜 2 时和上午 8 时分别采血，并留取 24 小时尿液，送检。标本应注明采集时间。

皮质醇是由肾上腺皮质束状带细胞分泌，进入血液后大部分与皮质醇结合蛋白及清蛋白结合。血液中 5%~10% 的游离皮质醇从尿液中排出，之所以检测午夜 2 时和上午 8 时是因为皮质醇的分泌有昼夜节律性变化。

血清皮质醇和 24 小时尿液游离皮质醇增高可见于垂体性皮质醇增多症、双侧肾上腺皮质肿瘤、垂体肿瘤、长期应激状态或长期服用糖皮质激素；降低可见于艾迪生病、腺垂体功能减退等。

②尿液 17- 羟皮质类固醇和 17- 酮皮质类固醇测定。采集标本：24 小时尿液，留取标本时，需禁食水果、茶、有色蔬菜及其他维生素 C 和咖啡因含量丰富的食物。

尿液中皮质类固醇的代谢产物主要分为 17- 羟皮质类固醇和 17- 酮皮质类固醇，前者主要是皮质醇代谢的产物，尿液中其含量的高低可反映肾上腺皮质功能。后者主要是雄激素代谢的产物，女性和儿童尿液中主要来自肾上腺皮质激素，其含量可反映肾上腺皮质功能；男性三分之一来自睾丸，三分之二来自肾上腺皮质激素，其含量可反映肾上腺和睾丸的功能。

皮质功能亢进时，尿液 17- 羟皮质类固醇和 17- 酮皮质类固醇增高，可能的疾病有垂体性皮质醇增多症、肾上腺皮质肿瘤、甲状腺功能亢进、肥胖等。睾丸功能减退时，17- 酮皮质类固醇含量降低。皮质功能减退如艾迪生病、腺垂体功能减退、肾上腺切除术后、甲状腺功能减退等，尿液中 17- 羟皮质类固醇和 17- 酮皮质类固醇含量降低。

③血浆和尿液醛固酮测定。标本采集：静脉采血，同时留取 24 小时尿液，每日钠、钾离子摄入量为 160 mmol、60 mmol，5~7 天测定血液和尿液的醛固酮水平。

醛固酮含量增高常见于肾上腺皮质肿瘤或增生引起的原发性醛固酮增多症，也可见于有效血容量减低，肾血流量减少所致的继发性醛固酮增多症，如心力衰竭、肾病综合征、肝硬化腹腔积液、高血压及长期低钠饮食等。长期服用避孕药也可使醛固酮含量升高。醛固酮含量降低见于肾上腺皮质功能减退等，应用普萘洛尔、利血平、甘草等也可使醛固酮含量降低。

（2）肾上腺髓质功能检查

①肾上腺素和去甲肾上腺素。标本留取 24 小时尿液和采集血清或血浆，留取尿标本的前两天禁食咖啡、茶等兴奋性饮料或药物。嗜铬细胞瘤可使血液和尿液肾上腺素和去甲肾上腺素含量均升高。

②尿液香草扁桃酸测定。香草扁桃酸是儿茶酚胺的代谢产物，体内儿茶酚胺的代谢产物中 60% 为香草扁桃酸，且 63% 的香草扁桃酸随尿液排出，故尿液中香草扁桃酸测定可判断肾上腺髓质的分泌功能。其增高常见于嗜铬细胞瘤发作期、交感神经母细胞瘤、肾上腺髓质增生等。

128. 什么是脑垂体功能检查？

垂体是脑内的一个椭圆形小体，分泌人体重要激素，脑垂体功能检查即通过激素水平来反映脑垂体功能，具体内容如下：

（1）血清 TSH 测定。TSH 为腺垂体合成分泌的糖蛋白，在反映甲状腺功能紊乱方面，较甲状腺激素更为敏感。目前国际上推荐以血清 TSH 作为甲状腺功能紊乱的首选筛查指标。

因甲状腺病变所致的原发性甲状腺功能亢进，T_4 和 T_3 水平增高，TSH 水平降低；因下丘脑或垂体病变所致的继发性甲状腺功能亢进，T_4 和 T_3 水平增高，TSH 水平同时增高。原发性甲状腺功能减退，T_4 和 T_3 水平降低，TSH 水平增高；继发性甲状腺功能减退，T_4 和 T_3 水平降低，TSH 水平也降低。长期服用含碘药物、居住在缺碘地区或患艾迪生病，血清 TSH 水平也可增高。

（2）促肾上腺皮质激素测定。促肾上腺皮质激素（adrenocorticotropic hormone，ACTH）是腺垂体分泌的多肽激素，与皮质醇具有相同的生理昼夜变化。在皮质功能紊乱时，ACTH 和皮质醇的昼夜变化分泌节律消失。

ACTH 检测可用于皮质醇增多症、肾上腺皮质功能减退的诊断，以及疑有异位 ACTH 分泌的鉴别诊断。午夜血浆 ACTH 增高见于下丘脑、垂体性皮质醇增多症；早晨血浆 ACTH 降低见于下丘脑、垂体性皮质醇减退症，原发性皮质醇增多症，两症均存在昼夜节律消失的情况。

（3）生长激素测定。生长激素（growth hormone, GH）由腺垂体分泌，其生理功能是刺激长骨和各种软组织生长，促进蛋白质合成、糖原异生、脂肪分解和钙、磷吸收。GH 分泌受下丘脑生长激素释放激素（growth hormone releasing hormone, GHRH）和生长激素释放抑制激素（growth hormone releasing-inhibiting hormone, GHIH）的控制。由于 GH 分泌具有脉冲式节律，白天在餐后 3 小时分泌，夜间熟睡后 1 小时多次脉冲式分泌，故宜在午夜采血测定 GH，且单项测定意义有限，应同时进行动态检测。

GH 水平增高最常见于垂体肿瘤所致的巨人症或肢端肥大症，也可见于异源性 GHRH 或 GH 综合征，外科手术、灼伤、低血糖、糖尿病、肾功能不全等 GH 水平也可增高。GH 水平低主见于垂体性侏儒症、垂体功能减退症、遗传性 GH 缺乏症、继发性 GH 缺乏症等。同时高血糖、皮质醇增多症、应用肾上腺糖皮质激素也可使 GH 水平降低。

（4）催乳素测定。催乳素（prolactin, PRL）也称泌乳素，由腺垂体呈脉冲式分泌。腺垂体分泌 PRL 主要受下丘脑催乳素抑制激素的调节，具有昼夜节律变化。PRL 的主要生理功能是促进乳腺发育和泌乳，也可促进性腺的发育。

孕妇血液中 PRL 的水平随孕期升高，可 > 400 pg/L；哺乳期血液中 PRL 也升高。非妊娠及哺乳期女性，血浆 PRL > 300 pg/L 时，可诊断为催乳素瘤。PRL 为 100~300 pg/L 时，应进行催乳素瘤与功能性高催乳素血症的鉴别。

129. 如何测量体脂分布？

肥胖的相关疾病与人体脂肪的分布有关，不同的人群、个体及性别其脂肪贮存的方式和部位不同，男性脂肪较多贮存于腹腔内，而女性多贮存于小腹、臀部和大腿。鉴于腹部是人体脂肪较集中分布的部位，腹部脂肪量及其占人体内总脂肪的比值可以较好地反映人体腹腔内的脂肪分布状况。

常见的测量脂肪分布的指标：

（1）体脂率。体重是判断肥胖的指标之一，体内脂肪含量占体重的比值更加能反映肥胖的情况。男性超过 20%，女性超过 30% 时应警惕肥胖及肥胖相关并发症的发生，需进一步行相关检查进行筛查及体检。

（2）腰围。腰围是经脐点的腰部水平围长，是反映脂肪总量和脂肪分布的综合指标。世界卫生组织推荐的测量方法是：被测者站立，双脚分开 25~30 cm，体重均匀分配。

（3）臀围。臀围是臀部向后最突出部位的水平围长。女性身高臀围指数明显大于男性，这是因为女性臀宽，而不是臀翘。相同身高，女性臀部更大、更宽。身高臀围指数（臀围指数）=（臀围 / 身高）×100。

（3）腰臀比，指腰围和臀围的比值。因为脂肪无论是堆积在腰腹还是在内脏，都是难以直接测量的，所以，腰臀比和腰围一样就成了间接反映这类肥胖的较好指标之一。腰臀比值越大，腰腹或内脏就有可能堆积越多脂肪。

130. 肥胖合并并发症时需要做什么检查？

肥胖常常可引起多种并发症，当合并 2 型糖尿病时，需要定期监测患者血糖；合并高血压时，需要监测血压，血压及血糖均可以居家完成。而对冠心病等心血管疾病，一般根据患者情况可行心电图、超声心动图、冠状动脉造影及 CT 检查等。伴有阻塞性睡眠呼吸暂停低通气综合征的患者可行睡眠监测、鼻咽纤维内镜检查。高脂血症患者需行血脂全套检查，检查项目包括血清总胆固醇、甘油三酯和高密度脂蛋白胆固醇。

131. 儿童及青少年肥胖需要做什么检查？

《儿童和青少年肥胖的预防和管理指南》建议，所有儿童从 3 岁起每年测量血压；9~11 岁儿童每年筛查血脂，如有家族史或危险因素，应该每年筛查可能增加肥胖或并发症的危险因素；2~18 岁儿童及青少年至少每年评估 BMI，并记录在医疗记录中，且采用美国疾病预防控制中心（CDC）生长曲线评估；儿童及青少年发生肥胖时，应监测儿童及青少年健康及肥胖水平，监测内容包括身高、体重、BMI、皮下脂肪厚度及内脏脂肪分布、血压、腰围、颈围和生长发育情况等；对于指标异常的儿童及青少年还应行实验室检查及辅助检查，实验室检查包括空腹血糖、口服葡萄糖耐量试验、糖化血红蛋白、血脂三项、TSH、性激素、微量元素及维生素水平等，辅助检查包括心电图、心脏彩超、呼吸睡眠监测、幽门螺杆菌检查，必要时查骨龄等，还须进行个体化的精神心理等因素评估。

第八章
肥胖合并其他疾病的管理

132. 肥胖伴糖尿病时要注意什么？

（1）控制含糖量高的食物。尽可能选择一些富含膳食纤维和无糖的食物，例如粗粮和膳食纤维含量较高的蔬菜。这些食物不含胆固醇，有减脂的作用，可以代替部分动物性食物，如肉类。莴笋、南瓜、洋葱、黄瓜、黑木耳、苦瓜、柚子、香菇等都能降低血糖，是糖尿病患者较为理想的食物。

（2）适度运动。缺乏运动也会导致体内血糖升高，因此适度运动，如慢跑、打太极拳、做瑜伽、跳绳、跳健美操、游泳、做哑铃练习和骑自行车等，都有助于提高免疫力和保持机体良好的新陈代谢。 当然，运动应循序渐进，切忌剧烈运动，以免造成骨关节损伤，尤其在发生糖尿病严重并发症期间运动量及频率要减少。

（3）遵医嘱用药。口服或注射降糖药物的患者，要遵医嘱按时服药或注射药物，切忌擅自减药、停药或者换药，并定期到医院复查各项指标。

（4）注重血糖管理。遵医嘱进行自我血糖监测和管理，应将每次测得的血糖值记录下来，其结果分析有助于评估糖代谢紊乱的程度，同时也可以为下一步治疗提供理论依据。

（5）定期监测血压。肥胖伴糖尿病患者易患高血压，30%~50% 的糖尿病患者在病程中发生高血压的概率是非糖尿病患者的 2~4 倍，并随着病程和年龄增长而增加，因此，定期监测血压也尤为重要。

（6）预防并发症。要预防睡眠呼吸暂停、酮症酸中毒、糖尿病足、眼底病变、心脑血管意外、周围神经病变、消化系统疾病等急慢性并发症的发生。

133. 肥胖伴高血糖时要注意什么？

高血糖定义

当血糖值高于正常范围就称为高血糖。健康成人的空腹血糖值在4.5~6.1 mmol/L，餐后两小时血糖的正常值在7.8 mmol/L 以下，如果高于这一范围，就可以判断为高血糖。

通常情况下，人体可以通过自身激素调节和神经调节这两大调节系统确保血糖的来源与去路维持平衡状态，将血糖维持在一定水平。但是在家族遗传因素（如糖尿病家族史）与环境因素（如不合理的膳食、肥胖等）的共同作用下，这两大调节功能会发生紊乱，从而出现血糖水平的升高。

对于肥胖伴高血糖人群，应注意调整饮食及运动等方面的生活习惯。饮食结构应以低热量高膳食纤维为主，将进食量控制在所需热量的 60%~70% 可以有效提高胰岛素的敏感性。糖尿病前期人群也可遵医嘱使用二甲双胍或阿卡波糖进行治疗。此外，还应定期进行全面体检，包括尿蛋白、血脂、眼底、血压、肝肾功能等检查。

134. 肥胖伴高血糖危象时要注意什么？

高血糖危象定义

　　高血糖危象是糖尿病重要的急性并发症，包括酮症酸中毒（DKA）和高血糖高渗综合征（HHS）。

（1）对于肥胖伴有糖尿病者，要重点关注自身血糖变化。

（2）不可自行中断胰岛素或口服降糖药。

（3）如怀疑发生高血糖危象，应及时就近就医，监测血糖和血酮体，可早期识别酸中毒的发生。

135. 肥胖伴低血糖危象时要注意什么？

低血糖危象定义

　　低血糖危象是指由病理或生理原因导致人体血糖降低，引起交感神经兴奋和中枢神经异常的症状及体征。

（1）对于低血糖者，建议随身携带预防低血糖的食物（糖果、巧克力等）及家属联系卡。

（2）注意血糖监测。

（3）出现低血糖危象时，应立即测随机血糖，并就近就医。如患者清醒，尚有吞咽动作，可喂糖水，随后就医。

（4）发生低血糖危象时，要保持患者呼吸道通畅，患者恶心、呕吐时将头偏向一侧，预防呕吐物进入气道，有义齿者应取出义齿，避免误吸引起的窒息。

136. 肥胖伴心力衰竭时要注意什么？

心力衰竭定义

心力衰竭是指心脏输送血液的能力下降，导致外周血液供应不足。主要症状为血压下降、四肢乏力、呼吸困难、心慌、气促，有时还会出现反射性心动过速，严重时还可引起休克等表现，尤其是当运动时，呼吸微弱、胸闷、气促的症状更为严重。

在肥胖伴有心力衰竭患者的日常护理中应注意：

（1）避免诱因，防止复发。大多数心力衰竭患者不容易根除根本病因，因此，避免诱因，防止复发至关重要。导致患者复发心力衰竭最常见的诱因有呼吸道感染、过度劳累、情绪波动大、饮食结构不当、自行中断药物、妊娠等。因此生活中应防止感冒及受凉，一旦感染，应及时就医；在饮食方面也要注意每天适当控制钠盐的摄入量，避免刺激性食物；戒除吸烟、酗酒等不良习惯；保持心情愉悦，避免精神刺激。

（2）适当运动、控制体重。可根据心脏病的性质、体力和心功能，进行适当的活动，维持和改善心脏的代偿功能。避免长期不必要的卧床休息，保证充足的睡眠。活动以不加重症状为原则，活动量要循序渐进，根据自己的能力而定，直到心功能明显改善和稳定后，才能参加一般的体力活动。

（3）遵医嘱按时按量服药，定期到医院复查。恢复期患者心功能虽然有所改善，但必须用药物维持和巩固，如 β 受体阻滞剂、醛固酮受体拮抗剂等，同时注意医嘱中药物的剂量、服用方法以及注意事项等，如有病情变化，应立即就医。

（4）避免饱餐。人体在消化的过程中，胃肠道的运动和腺体细胞分泌会使机体的耗氧量增多，因此需血量也增加，必然会加重心力衰竭患者的心脏工作负荷，尤其在摄入一些高能量食物时更为明显。临床上经常有饱餐引起或加重心力衰竭的患者，因此，在日常生活中要注意：①适当限制饮食（吃七八分饱即可），使胃肠道得到适当的休息，可减轻心脏负担。②低盐饮食，每日摄入钠的量限制在 2~3 g（相当于食盐5~7 g）。③低脂饮食，尤其是肥胖、冠心病等所致的心力衰竭。

（5）限制饮水。轻、中度心力衰竭患者不需要常规限制饮水，但对于严重心力衰竭患者每天液体摄入量限制在 1.5~2.0 L，有助于减轻症状和充血。心力衰竭伴有严重低钠血症（血钠＜ 130 mmol/L）的患者液体摄入量每天应＜ 2.0 L。

137. 肥胖伴心肌梗死时要注意什么？

心肌梗死患者度过了危险期后，除遵医嘱服药、保持心情愉悦、注意作息时间、做好自我保健之外，在日常学习、生活中还要注意以下几点：

（1）控制每天总能量的摄入。临床研究资料分析表明，心肌梗死患者通常身体超重或肥胖。因脂肪过多，环绕心脏，使心肌受到压迫。因此，应限制饮食总能量，以控制体重。休息状态下，每天供给能量以25~30 kcal/kg 为宜。

（2）补充维生素 C 和矿物质。维生素 C 既有加强血管的弹性和韧性，防止出血的作用，又可以促进患者创面愈合。富含维生素 C 的食物主要是蔬菜和水果，尤其是猕猴桃、柑橘类水果、草莓、鲜枣等。

矿物质中的碘和镁可以降低血清胆固醇，减少胆固醇、甘油三酯和钙盐在血管壁上的沉积，减缓动脉粥样硬化的形成。此外，镁能改善心肌的兴奋性，当人体内缺镁时会发生心律失常、胸闷、呼吸急促，从而影响冠状动脉血流量，进而引起心肌缺血和缺氧，对已受损的心肌十分不利，它甚至可能导致疾病的复发。海产品中的鱼、虾、海蜇、紫菜等含碘量较多，绿叶蔬菜中的镁含量较高，日常生活中应多摄入此类食物。

（3）限制动物脂肪及胆固醇的摄入。日常饮食习惯中应以豆油、玉米油、花生油、芝麻油、菜籽油等作为烹调用油，因为这些植物油富含不饱和脂肪酸，不含胆固醇。应避免食用过多的动物脂肪及胆固醇，如动物内脏，每天胆固醇摄入量不超过 300 mg。

（4）少食多餐，食物要细软。由于心肌梗死患者的循环系统功能低下，容易出现胃肠黏膜淤血、消化液分泌减少、消化系统功能减退、食欲低下，因此，日常生活中尽量吃半流食和易于消化的软食，如脱脂牛奶、酸奶、大米粥、面条、面片、馄饨、软米饭等。同时也要注意，每餐进食的量不宜过多，每日进餐以 4~5 次为宜。否则，易发生腹胀，使腹部器官血流量相对增加，冠状动脉血流量相对减少，从而诱发心绞痛、心律失常、心力衰竭或加重心肌梗死，甚至引起猝死。同时，可适当多吃一些粗粮和水果，因为其中的膳食纤维可增加排泄物的体积，促进肠道蠕动，使大便松软，防止便秘。便秘是心脏疾病的大敌，因为我们用力排便时腹压增高，可使回心血量明显增加，加之患者屏气用力会使心脏的耗氧量急剧增加。

（5）严格监测并控制血压。血压要达标，血压应小于 140/90 mmHg，伴有肥胖、糖尿病或肾损害的患者血压应低于 130/80 mmHg；尿蛋白每天大于 1 g 者，血压应低于 125/75 mmHg。

（6）适当体育锻炼。每天至少锻炼一次，每次锻炼时间在 30 分钟以上，每星期以锻炼 3~5 次为宜，不宜剧烈运动。

（7）避免单独外出。外出时要随身携带应急药（如硝酸甘油片）和写有亲属联系方式及病史的简述卡片，以便在遇到突发状况时赢得抢救时间。

（8）保持乐观向上的心态。注意保持心情愉悦，遇事时沉着冷静，避免过于激动。

138. 肥胖伴咯血时要注意什么？

咯血定义

咯血是指喉头以下的呼气道出血，经口腔咯出。咯血一般伴有咳嗽动作，大咯血患者有时可因血块堵塞气管引起窒息。

（1）当肥胖症患者遇到咯血时，首先要保持冷静，不要过于慌张，尽量咳出口咽部的血，不要吞咽，不要憋气，以免窒息或病变沿支气管蔓延。

（2）咯血量小的患者可以侧卧位休息，根据自身情况，可进食少量清凉或温热的流质饮食，多喝水，多吃膳食纤维含量较丰富的食物，保持大便松软易排出，咯血患者排便时切忌过于用力，避免因为腹压升高再次引起咯血。

（3）大量咯血患者应暂时禁食且卧床休息，以咯血停止一周为宜。大咯血时，头部应偏向一侧或采取侧卧位，该卧位既能保持呼吸道通畅，又能避免不小心咳出的血块进入气管或肺部而造成窒息，注意此时应尽量轻轻咳嗽，不要憋气。

（4）卧床休息可以减少体力消耗，减慢血液循环，舒缓呼吸，减少肺脏活动，有利于延长使用药物在病变部位存留的时间，以利于病灶进行组织的修复，促进创面愈合。

（5）患者应该尽量放松身心、消除恐惧，不要屏住呼吸，屏住呼吸不但不利于止血，而且阻碍止血。

（6）咯血停止时，可以进食温凉流质或半流质饮食，不宜食用浓茶，咖啡，辛辣、过咸、过硬等刺激性食物，要减少对呼吸道的刺激，防止诱发咳嗽而再次咯血。

（7）保持休息环境安静，有利于情绪稳定。

（8）剧烈的咳嗽常可以诱发咯血或使咯血反复，必要时可以适当运用镇咳药，但要在医生的指导下使用。

（9）不要食用过热的食物或饮用热水，更不能洗热水澡，还要避免用力、屏气等动作，以免再次诱发咯血。

（10）部分肥胖症患者常常并发糖尿病、高血压、高脂血症。止血治疗应慎重，以免引起脑梗死。

（11）肥胖症患者一旦发生咯血，无论量多少，均应立即到医院就诊，尽早明确咯血原因。

139. 肥胖伴哮喘时要注意什么？

（1）应当迅速脱离过敏原，立即就医。

（2）保证休息环境安静、舒适、清洁，根据病情采取舒适的体位（坐位或半坐卧位）缓解呼吸困难。

（3）哮喘发作得到控制后，可遵照医嘱适量进食清淡、易消化、高能量的饮食，避免冷、硬、油炸食物，不宜食用鱼、虾、蟹等高蛋白易过敏食物，应当严格戒烟、戒酒，多饮水，保持气道湿润，每日饮水量为 2 500~3 000 ml。

（4）严格规律作息时间，保持心情舒畅，不得擅自停用治疗哮喘的药物。

140. 肥胖伴阻塞性睡眠呼吸暂停低通气综合征时要注意什么？

（1）应严格控制体重和饮食，适当有氧运动。

（2）严格戒烟、戒酒，在医生指导下停止使用镇静催眠药物及其他可能引起或加重阻塞性睡眠呼吸暂停低通气综合征的药物。

（3）调整睡姿，可采用侧卧位睡眠，严禁仰卧位，避免咽腔部软组织和舌根后坠阻塞气道。

（4）可适当抬高床头，也可采取斜坡位、俯卧位。

（5）作息规律，白天避免过度疲劳。

（6）重症患者可采用家庭式无创呼吸机辅助正压通气或咨询口腔科进行口器治疗。

（7）如运动、食疗减重效果不佳导致长期嗜睡以及阻塞性睡眠呼吸暂停低通气综合征者，可根据医生建议采取减重手术或腺样体切除、扁桃体切除、腭垂腭咽成形术、气管切开术等。

141. 肥胖伴呼吸衰竭时要注意什么？

（1）发生呼吸衰竭应及时就医，病情严重者，配合医生进行气管插管辅助呼吸。

（2）气管拔管后，大口喘气，遵照医嘱进行氧疗及雾化吸入。

（3）保持气道湿润，学会正确咳嗽、咳痰，深呼吸。

（4）卧位休息时，床头应抬高 30° 左右，一方面可减少腹腔脏器对膈肌的压迫，促进膈肌的运动，同时也可以预防肺不张和胃食管反流。

（5）日常生活中应当控制体重，注意预防受凉感冒，病情稳定时可量力活动，练习缩唇呼吸，保持大小便通畅，合理饮食，多饮水，定期复查。

142. 肥胖伴上消化道大出血时要注意什么？

引起上消化道出血的常见病因包括消化性溃疡、食管胃底静脉曲张破裂、急性糜烂出血性胃炎和胃癌等，以消化性溃疡最为常见。上消化道大出血的临床表现主要为呕血、黑便或便血。肥胖者发生上消化道大出血时，应注意：

（1）体位。患者应当静卧，取头低脚高位，该体位利于下肢血液回流，以保证大脑及心脏的血供。在发生呕血时，保持头偏向一侧，以免发生呛咳、窒息，密切观察患者的意识、呼吸、脉搏等，及时就医进行治疗。

（2）饮食。在持续出血期间，患者应禁止饮食，遵医嘱通过静脉输液或肠外营养提供营养支持。在出血停止 2 天后，可摄入少量流质饮食，密切观察有无再度出血情况。若病情稳定，可逐渐增加流质饮食量，再由流质饮食过渡到半流质饮食和软食，直至恢复正常饮食。对于有上消化道出血史的肥胖症患者，在日常饮食中，宜进食易消化、易吸收、质软的食物，宜多吃新鲜蔬菜和水果，多摄入富含维生素 C、维生素 K 的食物，如柑橘、柚子、菠菜、油菜等，禁食粗糙、辛辣、刺激性强、油煎的食品。

143. 肥胖伴慢性肾脏病时要注意什么？

肥胖症是全球性流行病，肥胖症与慢性肾脏病关系密切。肥胖症患者脂肪堆积、体重增加导致的代谢异常是慢性肾脏病的发病基础。

对于肥胖者而言，控制体重是其治疗慢性肾脏病的关键，相关研究建议慢性肾脏病患者应将 BMI 维持在 18.5~24.9 kg/m^2，减肥对于肾脏具有保护作用，肥胖伴慢性肾脏病患者都应保持健康的生活方式：健康饮食、适度锻炼活动、戒烟等。

144. 肥胖伴高热时要注意什么？

人的正常体温一般维持在 36.2~37.2℃，人体的体温调节中枢位于下丘脑，分为散热中枢和产热中枢，两种调节中枢通过相互制约，保持着动态的平衡，从而维持体温的相对稳定。由于各种疾病或其他原因使体温升高称为发热，人体体温为 39~41℃时称为高热，其表现为全身皮肤温度升高、面色潮红、呼吸频率增快、脉搏频次增加。当体温过高（超过 41℃）、发热时间过长时，会对人体造成严重的损伤，因此在高热时要注意：

（1）采取降温措施。在高热时，患者需及时采取必要的降温措施，如温水擦浴、冰袋降温等物理降温，以及遵医嘱使用药物降温。在退热过程中要注意观察出汗情况，避免大量出汗导致身体虚脱。

（2）进食。高热患者应采取高能量、高蛋白、高维生素、易消化的流质或半流质饮食，鼓励多饮水，对于不能进食者，给予静脉输液或肠外营养，以补充水、电解质等营养物质。

（3）其他。对于长期高热的患者，应做好口腔护理，勤漱口，防止口腔炎症，同时也要做好皮肤护理，及时更换汗湿的衣物与被褥，防止受凉。

145. 肥胖伴休克时要注意什么？

休克定义

休克是指机体受到强烈的致病因素侵袭后，有效循环血量迅速减少，组织灌注不足引起的以微循环障碍、细胞代谢紊乱和功能受损为特征的综合征。

肥胖伴休克时须尽早去除病因，迅速恢复有效循环血量，恢复正常代谢。若肥胖者发生休克，应立即拨打急救电话，紧急就医。首先要注意保持呼吸道通畅，头偏向一侧以防舌后坠，及时清除呼吸道、口腔分泌物，保持呼吸道通畅，防止误吸；其次要采取休克体位，休克体位即使休克患者处于中间部位较低、两端较高的中凹位，头、胸抬高 10°~ 20°，下肢抬高 20°~ 30°，此体位有利于血液回流入心脏。

146. 肥胖伴瘫痪时要注意什么？

瘫痪是指机体的随意运动功能降低或丧失。肥胖伴瘫痪时，易发生肌肉萎缩、肢体挛缩畸形而丧失基本的生活能力。因此，肥胖伴瘫痪时，需注意：

（1）重视患者的心理护理。瘫痪会给患者带来沉重的思想负担，应鼓励患者保持乐观的态度，树立康复的信心。

（2）进行功能锻炼。尽早进行瘫痪肢体功能锻炼，防止关节畸形和肌肉萎缩的发生。照护者需关注患者的肢体功能位，合适的功能位可以预防肢体畸形、挛缩、压力性损伤等并发症。需加强瘫痪肢体的活动，包括肢体按摩、被动活动及坐立、站立、行走等锻炼方式。

（3）进食。瘫痪时患者消化功能减弱，因此饮食应做到高能量、高蛋白、高维生素，避免进食难消化及引起肠胀气的食物，多食新鲜蔬菜、水果，保持患者大便通畅。

（4）皮肤。当患者瘫痪长期卧床时，皮肤问题不容忽视，尤其对于肥胖人群而言，发生压疮的概率是非常高的，因此对于此类患者要注意勤翻身，可每 1~2 小时协助其翻身一次，并且要注意保持床铺清洁、平整、干燥。有条件者最好应用气垫床，同时要重点观察易发压疮部位，如骶尾部、足踝部、足根部、枕后等。

147. 肥胖伴昏迷时要注意什么？

对于昏迷的患者宜取平卧或侧卧位，头偏向一侧以防舌后坠，及时清除呼吸道、口腔分泌物，保持呼吸道通畅，防止误吸；加强基础护理，包括口腔护理、皮肤护理；遵医嘱给予鼻饲流质饮食或完全肠外营养；保持肢体处于功能位，定期给予被动活动与按摩，早期进行康复。

148. 肥胖伴压力性损伤时要注意什么？

压力性损伤是由于患者自身重力和外界压力结合剪切力对皮肤和皮下组织造成的局部损伤，其分期有 1 期、2 期、3 期、4 期与不可分期。

（1）1 期压力性损伤是指局部皮肤完好，但出现压之不变白的红斑，深色皮肤表现可能不同，指压不变白的红斑或者感觉、皮温、硬度的改变可能比能观察到的皮肤改变更早出现。针对该期的压力性损伤，应注意避免局部持续受压，定时翻身，使用泡沫敷料、水胶体敷料等减轻摩擦力。

（2）2 期压力性损伤指部分皮层缺失伴随真皮层暴露，伤口床有活性，呈粉红色或红色、湿润，或表现为完整的或破损的浆液性水疱，但脂肪及深部组织未暴露，无肉芽组织、腐肉、焦痂。此期应注意及时寻求医疗帮助，局部减压并保护创面，预防感染。

（3）3 期压力性损伤指全皮层缺失，常常可见脂肪、肉芽组织和边缘内卷，可见腐肉和（或）焦痂，可能会出现潜行或窦道。

（4）4 期压力性损伤指全层皮肤和组织缺失，可见或可直接触及筋膜、肌肉、肌腱、韧带、软骨或骨头，可见腐肉或焦痂，常常会出现边缘内卷、窦道和或潜行。

（5）不可分期压力性损伤指全层皮肤和组织缺失，伤口床被腐肉和或焦痂掩盖，不能识别组织缺失的程度，伤口基底被腐肉或焦痂完全覆盖。需去除腐肉、焦痂充分暴露伤口床底部才能评估深度及分期。

3期、4期与不可分期的压力性损伤，均须及时就医，在医疗帮助下及时清除坏死的组织，促进肉芽生长。

第九章

肥胖症的经济成本和减重手术对患者的影响

149. 肥胖会增加医疗费用吗?

从国家的层面上说,美国健康信托公布的一份调查报告显示,全美每年因为肥胖而增加的医疗费用达到了 1 470 亿美元。在国内也一样,早在 2002 年,我国由超重和肥胖所致的慢性病的直接经济负担,占慢性病总医疗费用的 25.5%,占国家医疗总费用的 3.7%[高于澳大利亚(2.0%)、加拿大(2.4%)],不仅影响人民的健康,还会产生日益严重的经济负担和社会负担。

从个体出发,如果一位肥胖症患者去医院就诊,除了病症本身需要支出的费用,往往还有更多的隐性成本。肥胖症患者的用药剂量往往比普通患者多,需要做的检验、检查项目也会相应增加,后续的治疗项目也会因为并发症的存在而增多,住院时间也会相应延长,这些隐性成本是远远超乎想象的。

150. 肥胖会影响工作效率吗?

和工作效率低下有关联的健康危险因素包括压力大、抑郁、饮食不合理、超重、运动少、工作和生活满意度差、自我感觉健康差、使用精神类药物、吸烟等。有研究表明,缺勤和超重、运动少、压力大、糖尿病、高血糖、高脂血症等因素息息相关。通过上述的危险因素可以看出,肥胖及其并发症,它们"相辅相成",会一齐导致肥胖症患者的工作效率低下,严重影响生活与工作质量。

151. 减重手术会改善预期寿命吗?

我们常说身体是革命的本钱,减重手术可以长期维持减重效果,减少并发症的发生,提高生活质量与寿命。国外研究显示,减重手术不仅能降低患者的各项花费,提高生活质量,同时延长 3~4 年的健康预期寿命。

152. 减重手术会改善生活质量吗?

减重手术后 6~12 个月,患者总体生活质量要明显高于手术前。患者体重减轻后,可以进行自主择业,增强了自信心,增进夫妻感情,同时也能够降低血脂、血压、血糖,从而降低并发症的发病率与病死率,提高生活质量。

同时,由于多种因素影响,减重手术后患者的生活质量会随时间的变化而改变,术后 1 年内生活质量会显著提高,称蜜月期。而 2 年后体重下降趋于平稳甚至出现反弹,所以在减重手术 2 年后,患者生活质量有下降的趋势。随着时间的推移,患者的一些行为方式可能不合理,导致了体重逐渐恢复,但整体水平仍然是高于术前的。

因此,减重手术后无论短期还是长期,患者的生活质量都会提高,生活质量增长速度会随着时间的推移而下降,但总体来说,生活质量还是发生了显著的改善。

153. 做减重手术有可能会带来哪些长期生存获益？

与一般的非手术治疗方式相比，减重手术在治疗肥胖症方面具有如下特点：

（1）减重手术可以增加患者长期存活率。

（2）减重手术在治疗和缓解 2 型糖尿病方面显著优于现在最好的药物治疗，并可以降低 2 型糖尿病相关病死率。

（3）减重手术可以减少心血管疾病危险因素，降低未来发生心血管疾病的风险和相关病死率。

（4）减重手术可以减少特定癌症的罹患风险，改善女性的癌症结局和降低病死率。

减重手术还可以降低生活花费：肥胖症患者的食量是正常体重者的 2~3 倍，通俗点说，就拿盒饭来计算，正常体重者一顿一盒盒饭，肥胖症患者需要 2~3 盒盒饭，那么一天三顿饭多出 3~5 盒盒饭很正常，日积月累，在生活中的开销自然比正常体重者多。对于减重后的患者，身体健康了，工作能力也就提高了，工作效率自然也能得到提高，收入也就多了。

第十章

青少年肥胖

154. 青少年肥胖是 2 型糖尿病的高发因素吗?

是的, 青少年肥胖是 2 型糖尿病的高发因素之一。随着经济水平的快速增长, 人们的生活质量日益提高, 很多家长认为, 疼爱孩子就要让他们吃好、喝好, 顿顿大鱼大肉, 正常饮水被高糖饮料代替, 正常的荤素搭配被顿顿荤菜代替。同时对孩子生长发育至关重要的户外运动变成了看电视、打电子游戏。摄入多, 消耗少, 造成越来越多的"小胖墩"出现, 我国 18 岁以下的肥胖人数已经达到 1.2 亿人。2 型糖尿病也逐渐成为肥胖常见的并发症之一, 随着青少年肥胖率的迅速升高, 糖尿病等慢性疾病的发病年龄逐年降低, 儿童期和成年期均肥胖者在成年期发生糖尿病的风险是儿童期非肥胖者的 5 倍。现在患 2 型糖尿病的青少年中, 超过 85% 属于肥胖。所以青少年肥胖的危害不容忽视, 预防 2 型糖尿病一定从小开始。

155. 青少年肥胖能诱发脂肪肝吗?

是的，重度肥胖、糖代谢障碍、继发内源性高脂血症，也是导致脂肪肝的重要因素一。目前脂肪肝已经成为继病毒性肝炎之后威胁儿童、青少年健康的主要肝病，肥胖与脂肪肝关系密切。正常情况下，脂肪只占肝脏组织的 3%~5%，如果超 5% 即为脂肪肝。患脂肪肝的儿童和青少年一个显著的体形特征是"大肚子"，即脂肪聚集在腰腹部位。这些大肚子肥胖儿童患上脂肪肝的概率比一般性肥胖儿童和青少年要高很多。

肝脏被称为人体的化工厂，承担着消化、代谢和解毒的功能，儿童和青少年一旦患上了脂肪肝，肝脏功能会受到影响，不但影响儿童和青少年正常的生长发育，引起脂代谢紊乱，并可诱发糖尿病等疾病。随着年龄增长及脂肪肝病程延长，儿童和青少年脂肪肝还会逐渐发展成脂肪性肝炎、肝脏纤维化甚至肝硬化，其脂肪肝大多与肥胖和高脂血症相伴而来。儿童和青少年患脂肪肝的病史相对较短，通过及时干预，多数脂肪肝可以得到控制和治愈。

控制肥胖是防治儿童和青少年脂肪肝的关键。肥胖儿童和青少年家长要在医生指导下调整孩子的饮食结构，纠正孩子不健康的饮食和生活习惯。基本原则为"一适两低"，即适量、低糖和低脂肪，饮食要清淡，不可过饱，多食新鲜蔬菜和瓜果，限制能量摄入，同时进行户外有氧运动，并保证充足高质量的睡眠。

156. 青少年也会得代谢综合征吗?

会!

代谢综合征过去也叫富裕综合征，是世界卫生组织专家认定的有关于代谢性心血管类疾病的综合征，囊括了高血压、高血糖、高胰岛素血症、高甘油三酯血症、糖耐量异常、向心性肥胖等。特别是肥胖，是代谢综合征中最重要的一个表现，也是一个重要组成成分。研究证实，伴随着周边环境、生活方式和饮食结构的变化，代谢综合征的发生阶段逐渐趋向于儿童和青少年阶段，并打破了代谢综合征只是成年人的疾病的观念。

儿童和青少年代谢综合征诊断标准

中国学生营养与健康促进会公布的《中国儿童青少年营养与健康状况》中，符合以下 5 项条件中任意 3 项，就可认定为代谢综合征：

甘油三酯 ≥ 1.1 mmol/L；

高密度脂蛋白，男孩 < 1.17 mmol/L，女孩 < 1.3 mmol/L；

空腹血糖 > 6.1 mmol/L；

腰围大于同年龄、同性别总体人群腰围的 75%；

收缩压或舒张压大于同年龄、同性别及同身高总体人群的 90%。

调查结果显示：我国 15~17 岁人群中，有 64.1% 的人出现代谢异常。15~17 岁人群代谢综合征的患病率为 3.3%，另有 19.8% 的人至少有 2 项指标异常，64.1% 的人至少有 1 项指标异常。代谢综合征可使动脉粥样硬化，进而引起心血管疾病，同时患 2 型糖尿病的风险性也会增加。而代谢综合征患者初期无任何症状及个体主观感受，但机体长期处于代谢紊乱的状态下，势必造成上述成年期疾病过早发生而影响健康和寿命，因此，从儿童时期即加强体重的管理是非常重要的。

157. 青少年肥胖与阻塞性睡眠呼吸暂停低通气综合征有关系吗？

不仅有关系，关系还很紧密哦！肥胖是阻塞性睡眠呼吸暂停低通气综合征最常见的原因，其他原因还有扁桃体肥大、舌根肥大或舌后坠等。近年来，随着青少年肥胖发病率的升高，青少年阻塞性睡眠呼吸暂停低通气综合征的发病率也随之上升，耳鼻喉科门诊常可见因"打鼾、白天无精打采"等情况就诊的青少年。青少年肥胖症患者随着其肥胖程度的增加，阻塞性睡眠呼吸暂停低通气综合征的严重程度也随之增加。

肥胖人群因体内脂肪分布不平衡，内脏脂肪堆积压迫，平躺时更加容易造成气道阻塞或横膈上移，阻碍肺部运动，因此青少年肥胖症患者容易导致阻塞性睡眠呼吸暂停低通气综合征。这提示我们要更加关注青少年肥胖症患者的向心性肥胖，早期给予及时而有针对性的干预，以延缓该人群阻塞性睡眠呼吸暂停低通气综合征的发生和发展。

158. 青少年肥胖对心理健康有影响吗？

随着生活水平的不断提高，肥胖青少年日益增多，肥胖青少年有自卑、焦虑、孤僻等不良的心理问题也日益突出。大量研究表明，肥胖青少年存在不同程度的心理健康问题。随着年龄的增长，青少年的自我意识逐渐增强，特别是女孩对美的意识越来越强，更加重视外在形象、关注体形。肥胖症的孩子身材比较臃肿，行为显得较为笨拙，一般活动都会出很多汗，显得非常累，静息状态下容易犯困。患有肥胖症的青少年在集体活动中常受到同学们的嘲笑，为了不让自己的自尊心受到伤害而出现逃避行为，如拒绝参加集体活动，长此以往易形成自卑、退缩和依赖的心理，不利于青少年成长。患有肥胖症的青少年大多不喜欢运动，又缺乏足够的体力劳动，因此全身免疫力水平常常低于正常青少年，易发生各种感染性疾病。超级肥胖的孩子还会因

为皮下脂肪厚度太厚，限制自身胸廓和横膈的发育与运动，使得肺部
通气十分不畅，严重影响肺功能，严重的甚至出现心力衰竭。部分患
有肥胖症的青少年脂肪局部堆积非常严重，导致外生殖器异常，男性
阴茎短小，女性不能展露外阴，成长后期可能对成年后性生活造成极
大影响，最终导致产生自卑感。

在青春期开始的关键时期，应该尽早开展心理干预及肥胖症的预
防和治疗，尽可能地减少肥胖症对自尊的影响。因此，建议加强对患有
肥胖症的青少年进行早期的心理健康指导。

159. 青少年超重或肥胖的内科治疗方法有哪些？

内科治疗方法包括饮食干预、运动干预、药物干预，帮助超重或
肥胖的青少年建立治疗的信心和保持治疗的持续性。肥胖是遗传、环
境和行为相互作用的结果，早发重度肥胖往往提示遗传性肥胖。

饮食干预：饮食干预是儿童青少年首选的治疗方式。目前公认的
预防儿童和青少年发生肥胖症的有效方法是以家庭为基础的行为干预
模式，主要针对胎儿期、儿童和青少年生长发育的 3 个高峰期。健康的
饮食可以预防青少年肥胖，而发生肥胖者应制订科学的膳食计划，避
免过多地摄入能量物质而最终转化成脂肪加重肥胖。青少年膳食中应
减少或避免快餐摄入，降低精制糖及含糖饮料的摄入，多摄入膳食纤
维含量丰富的水果和蔬菜，减少饱和脂肪酸的摄入比例，降低钠盐等
的摄入，进餐时宜慢不宜快，避免注意力分散导致的饱腹感延迟而增
加进食，学校及家庭应营造良好的就餐环境，营养搭配，科学膳食。

运动干预：运动可以加快体内物质转化与储存，是减重的重要方
式之一，通过运动不但有益于身体健康，几乎无不良反应。研究证明，
运动过少更易引起肥胖，久坐不动者能量消耗较少，代谢率低，易导致
肥胖。推荐青少年进行中、低强度的运动项目，如快走、步行、游泳、

慢跑、骑自行车、做球类运动等，每天运动 1~2 小时，每周 3~5 次。运动过程应遵循循序渐进的原则，不可急功近利，在青少年运动计划中，家长应积极配合，协同学校共同监督，促进实施。

药物干预：不少肥胖者在运动和饮食干预效果甚微的情况下会选择药物干预，但药物干预可能存在风险及不良反应。目前 FDA 共批准了 6 种减肥药，包括奥利司他、氯卡色林、芬特明 / 托吡酯的合剂、芬特明、纳曲酮 / 安非他酮以及利拉鲁肽。药物应遵医嘱服用，不可擅自更改剂量、停药。正确使用药物可有效改善体脂情况，使用药物治疗可能出现胃肠道反应、中枢神经系统反应等，如奥利司他是唯一被批准用于减肥的胃胰脂肪酶抑制剂，通过与胃和小肠中的消化酶结合来减少脂肪的消化和吸收，可在短期内减轻体重，达到减肥的目的，但它具有使体重反弹的远期效应，且容易引发腹泻、腹痛、胃肠胀气等胃肠道反应。不同减肥药各有不同程度副作用和特定适用范围，青少年必须在医生指导下制订科学的减重方案，不应盲目地使用药物而导致严重的不良反应。

参考文献

[1] 王勇, 王存川, 朱晒红, 等. 中国肥胖及2型糖尿病外科治疗指南(2019版)[J]. 中国实用外科杂志, 2019, 39(4): 301–306.

[2] 中华医学会糖尿病学分会. 中国2型糖尿病防治指南(2013年版)[J]. 中国糖尿病杂志, 2014, 22(8): 后插2–后插42.

[3] 中华医学会内分泌学会肥胖学组. 中国成人肥胖症防治专家共识[J]. 中华内分泌代谢杂志, 2011, 27(9): 711–717.

[4] 王存川. 肥胖与代谢病外科学[M]. 北京: 人民卫生出版社, 2014.

[5] 陶凯雄. 肥胖减重手术知识问答[M]. 武汉: 湖北科学技术出版社, 2020.

[6] 中国医师协会外科医师分会肥胖和糖尿病外科医师委员会, 中国成人教育协会医学继续教育专业委员会肥胖代谢委员会. 腹腔镜Roux–en–Y胃旁路术规范化手术操作指南(2019版)[J]. 中华肥胖与代谢病电子杂志, 2019, 5(2): 63–69.

[7] 顾岩, 杨建军, 王兵. 肥胖和2型糖尿病外科手术并发症预防及处理[J]. 中国实用外科杂志, 2014, 34(11): 1038–1041.

[8] 贺媛, 曾强, 赵小兰. 中国成人肥胖、中心性肥胖与高血压和糖尿病的相关性研究[J]. 解放军医学杂志, 2015, 40(10): 803–808.

[9] 张晓方, 黄建始. 健康风险因素和工作效率低下关系的探讨[J]. 中华健康管理学杂志, 2008, 2(4): 233–235.

[10] MA Y, YANG Y, WANG F, et al. Obesity and risk of colorectal cancer: a systematic review of prospective studies[J]. PLoS One, 2013, 8(1): e53916.

[11] BORISENKO O, ADAM D, FUNCH–JENSEN P, et al.Bariatric Surgery can Lead to Net Cost Savings to Health Care Systems: Results from a Comprehensive European Decision Analytic Model[J]. Obes Surg, 2015, 25(9): 1559–1568.

[12] 吕蒙蒙, 马西文, 于倩, 等. 减重代谢手术后患者心理变化状况[J]. 腹腔镜外科

杂志, 2019, 24（1）: 62–66.

[13] 中华医学会肠外肠内营养学分会营养与代谢协作组, 北京协和医院减重多学科协作组. 减重手术的营养与多学科管理专家共识[J]. 中华外科杂志, 2018, 56（2）: 81–90.

[14] ODOM J, ZALESIN K C, WASHINGTON T L, et al.Behavioral Predictors of Weight Regain after Bariatric Surgery[J]. Obes Surg, 2010, 20（3）: 349–356.

[15] 张晓娟, 杜涓, 杜潇, 等. 腹腔镜下胃转流术治疗肥胖型2型糖尿病的疗效分析[J]. 中国普外基础与临床杂志, 2012, 19（12）: 1272–1277.

[16] 薄立伟, 阮晓笑. 男性肥胖对性功能的影响及防治措施[J]. 中国计划生育学杂志, 2018, 26（5）: 422–424.

[17] GAGNER M, HUTCHINSON C, ROSENTHAL R.Fifth international consensus conference: current status of sleeve gastrectomy[J]. Surg Obes Relat Dis, 2016, 12（4）: 750–756.

[18] International Sleeve Gastrectomy Expert Panel consensus statement: best practice guidelines based on experience of >12 000 cases[J]. Surg Obes Relat Dis, 2012, 8（1）: 8–19.

[19] MARCEAU P, BIRON S, BOURQUE R A, et al. Biliopancreatic diversion with a new type of gastrectomy[J]. Obes Surg, 1993, 3（1）: 29–35.

[20] REN C, PATTERSON E, GAGNER M.Early results of laparoscopic biliopancreatic diversion with duodenal switch: a case series of 40 consecutive patients[J]. Obes Surg, 2000, 10（6）: 514–524.

[21] REGAN J, INABNET W, GAGNER M, et al. Early experience with two–stage laparoscopic Roux–en–Y gastric bypass as an alternative in the super–super obese patient[J]. Obes Surg, 2003, 13（6）: 861–864.

[22] KIM W W, GAGNER M, KINI S, et al.Laparoscopic versus open biliopancreatic diversion with duodenal switch: a comparative study[J]. J Gastrointest Surg, 2003, 7（4）: 552–557.

[23] GAGNER M, INABNET W B, POMP A. Laparoscopic sleeve gastrectomy with second stage laparoscopic biliopancreatic diversion and duodenal switch in the

superobese[M]//INABNET W B, DEMARIA E J, IKRAMUDDIN S. Laparoscopic bariatric surgery. Philadelphia: Lippincott, Williams & Wilkins, 2005.

[24]　MOGNOL P, CHOSIDOW D, MARMUSE J P. Laparoscopic sleeve gastrectomy as an initial bariatric operation for high-risk patients: initial results in ten patients[J]. Obes Surg, 2005, 15(7): 1030-1033.

[25]　KREMEN A J, LINNER J H, NELSON C H. An experimental evaluation of the nutritional importance of proximal and distal small intestine[J]. Ann Surg, 1954, 140(3): 439-448.

[26]　DIXON J B, ZIMMET P, ALBERTI K G, et al. Bariatric surgery: an IDF statement for type 2 diabetes[J]. Surg Obes Relat Dis, 2011, 7(4): 433-447.

[27]　RYAN K K, TREMAROLI V, CLEMMENSEN C, et al. FXR is a molecular target for the effects of vertical sleeve gastrectomy[J]. Nature, 2014, 509(7499): 183-188.